Wege aus dem Stresszyklus mit Yoga & Pilates

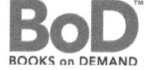

*Es gibt Wichtigeres im Leben, als beständig
dessen Geschwindigkeit zu erhöhen.
Mahatma Gandhi (1869-1948)*

Ute Frank

Wege aus dem Stresszyklus

mit Yoga & Pilates

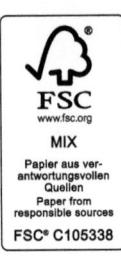

Bibliografische Information der Deutschen Nationalbibliothek:
Die Deutsche Nationalbibliothek verzeichnet diese Publikation in der Deutschen Nationalbibliografie; detaillierte bibliografische Daten sind im Internet über http://dnb.dnb.de abrufbar.

© *2015 Ute Frank*
Weitere Mitwirkende: Charlotte Frank
Illustration: Ute Frank, Fotolia

Herstellung und Verlag: BoD – Books on Demand, Norderstedt

ISBN: 978-3-7386-4012-0

Inhaltsverzeichnis

Einführung 7

1. Wesen des Stress 15
1.1 Stressoren 16
1.2 Die körperliche Stressantwort 21
1.3 Persönliche Stressverstärker 26

2. Körperliche Ebene,
positive Körpersprache 30
2.1 Der Bauch 33
2.2 Übungen aus Yoga & Pilates 47

3. Atmung 73
3.1 Wie atmet man richtig? 81
3.2 Atemübungen 84

4. Gelassene Innenschau, Mentale Kontrolle 103
4.1 Pratyahara 105
4.2 Dharana 116
4.3 Dhyana – die Meditation 122
4.4 Übungen 146
4.5 Urlaub in mir / Phantasiereise 165

5. Stressprävention 175
5.1 Zeitmanagement
ist Stressprävention 175
5.2 Vermeide und minimiere
Stressoren 175
5.3 Allgemeines Stressmanagement

	und Stressbewältigung betreiben	177
5.4	Persönliche Stressverarbeitung verbessern	178
5.5	Die körperliche Stressreaktion runter fahren – auf Entspannung achten	179
5.6	Nimm Dir Zeit für Dich!	180
5.7	Vielseitig bleiben	188
5.8	Ressourcen stärken	189
5.9	Familien-/Privatleben / Freizeitausgleich	190
5.10	Einstellungsänderung	190
5.11	Stressbewältigung in der Situation	191
5.12	Nein sagen	191
5.13	Ja sagen	191
5.14	Stressabbau	191
5.15	Pausen zur Entspannung	191

Seitenangabe der Übungen   194

Literatur   195

Linktipps   195

Danksagung / Autorin /   196

Weitere Bücher der Autorin   198

Einführung

Wege aus dem Stresszyklus mit Yoga & Pilates ist ein Auszug aus meinem ersten Buch „Yoga – ein Pilgerweg zu mir". Es nutzt jedoch vor allem die wissenschaftlichen Hintergründe desselben und kommt mit neuen frischen Übungen und zusätzlichen Anregungen daher. Zudem werden in diesem Buch auch die vielfältigen Möglichkeiten des Pilates mit einbezogen.

Dieses Buch ist nicht nur als Grundlage für meine Yogareisen mit dem gleichen Thema gedacht. Es kann für alle die dabei waren unterstützend sein, genauso wie für die, die gerne teilgenommen hätten. Ansprechen möchte es alle Menschen, welche generell Möglichkeiten suchen, sich aus dem Stress des Alltags zu befreien und ein entspannteres Leben zu führen. Denn Dauerstress macht in der Regel krank und kann zu einem Burnout führen. In diesem Fall legt das persönliche Stresssystem eine Zwangpause für den ganzen Organismus ein. Das zu vermeiden sollte für uns alle oberste Priorität sein.

Entstanden ist dieses Werk durch meine Arbeit als Coach & Burnoutberater, indem ich meine bereits vorhandenenen Kenntnisse weiter vertiefte.

Als Mittel der Wahl dienen die beiden bekannten Traditionen Yoga und Pilates. Zwei echte Alternativen die sich wirklich bewährt haben. Sie eignen sich für alle Altersklassen und fördern Aktivität und Bewegung, was ohnehin immer gegen Stress wirkt. Zudem sprechen beide gezielt den gehetzten, menschlichen Geist an und üben, sich von Gedanken frei zu machen, die Stress verursachen. So bietet sich dadurch die Möglichkeit, sich selbst zu helfen und sogar den Alltag zu erleichtern, da beide eine beruhigende Wirkung haben wenn schwierige Situationen auftauchen.

Die meisten Sportarten und Techniken, die gegen Stress angewandtt werden, vernachlässigen entweder die körperlichen oder die seelisch-geistigen Aspekte des Menschen oder zielen nur darauf ab, den Körper durch Sport so auszupowern, dass keine Kraft mehr bleibt, um über Probleme und Stress nachzudenken. Bei Yoga & Pilates dagegen werden sanfte Bewegungen mit geistiger Beruhigung und Meditationstechniken kombiniert. Alle Krankheitsbilder, die im Zusammenhang mit Stress auftreten, wie Herzkreislaufbeschwerden, Bluthochdruck, Kopf- und Rückenschmerzen und vieles mehr, lassen sich so nachweislich mindern. Diese Kombination wirkt auch deshalb so gut gegen Stress, weil sie die Möglichkeit gibt, sich eine gewisse Zeit lang nur auf sich selbst, auf den eigenen Geist und Körper zu konzentrieren. Erst dann merkt man, wie selten man das eigentlich tun kann und wie sehr man ständigen Reizen und Ablenkungen ausgesetzt ist. Sie fördern die

Selbsterkenntnis, um notwendige Veränderungen einzuleiten. Denn dadurch lernen wir unsere Lebensführung und die zugrunde liegenden Haltungen zu überprüfen.

Nachfolgend möchte ich sowohl Yoga als auch Pilates kurz erläutern.

<u>1. Yoga</u>

oder eingedeutscht auch „Joga" ist eine indische philosophische Lehre, die eine Reihe geistiger und körperlicher Übungen wie Yama, Niyama, Asanas, Pranayama, Pratyahara, Kriyas, Meditation und Askese umfasst. Der Begriff „Yoga" (Sanskrit, m., योग, yoga, von yuga‚Joch', yuj für: ‚anjochen, zusammenbinden, anspannen, anschirren') kann sowohl „Vereinigung" oder „Integration" bedeuten, als auch im Sinne von „Anschirren" und „Anspannen" des Körpers an die Seele zur Sammlung und Konzentration. Das Yoga-Konzept verfolgt somit einen ganzheitlichen Ansatz, der Körper, Geist und Seele in Einklang bringen soll um sich Selbst zu finden. Dies ist ein Weg hin zu sich.

<u>2. Pilates:</u>

ist eine ruhige, aber überaus wirkungsvolle Trainingsmethode für den Körper und auch den Geist- ein systematisches Körpertraining, erfunden und entwickelt von Joseph H. Pilates. Einzelne

Muskeln oder Muskelpartien werden ganz gezielt aktiviert, entspannt oder gedehnt. Nicht die Quantität, sondern die Qualität der Pilates-Übungen zählt und die Atmung wird mit den Bewegungen koordiniert. Besonderes Augenmerk gilt dabei der Körpermitte. Das Training der Tiefenmuskulatur im Becken und in der Taille verbessert die Beweglichkeit. Becken und Schulterbereich lassen sich dadurch noch freier gegeneinander verdrehen.

Durch die Aktivierung dieses Kraftzentrums (Powerhouse genannt) werden Taille und Hüfte, sozusagen als Nebenwirkung, schlanker. Pilates bringt Muskeln und Gelenke wieder in Schwung, ohne sie zu belasten. Wer Pilates trainiert, ändert bald seine Bewegungs- und Haltungsgewohnheiten und nimmt so das Training mit in den Alltag. Auch können viele der Pilates-Übungen wirkungsvoll während der üblichen Tagesaktivitäten oder anderer Sportarten genützt werden. Menschen, die Pilates trainieren, wirken größer, aufrechter, gelassener und schlanker - einfach natürlicher. Folgende wichtige Prinzipien liegen der Tradition zugrunde, welche ich nachfolgend noch weiter erläutere:

1. Zentrierung/Stabilisation
2. Kontrolle
3. Konzentration
4. Bewegungsfluss
5. Atmung
6. Präzision

1. <u>Zentrierung/Stabilisation</u>

Es geht darum, sich aus dem stabilen Zentrum ("Powerhouse") heraus zu bewegen, zu erforschen, zu fühlen und zu verstehen. Unser Fundament wird fokussiert und gestärkt. Wir erlernen uns durch Opposition (Zug und Gegenzug) in der Bewegung zu stabilisieren. Das Wahrnehmen und Trainieren der Mitte gibt Ausgeglichenheit der Körperseiten. Dass dies auch Auswirkungen auf die geistige Ausgeglichenheit hat, erkannte Pilates bereits durch Studien fernöstlicher Trainingspraktiken.

Ein Wort, welches ebenfalls gerne für unsere Körpermitte verwendet wird, ist Kraftgürtel. Dies drückt deutlich aus, welche Muskeln gemeint sind.

Abbildung: <u>Powerhouse</u>

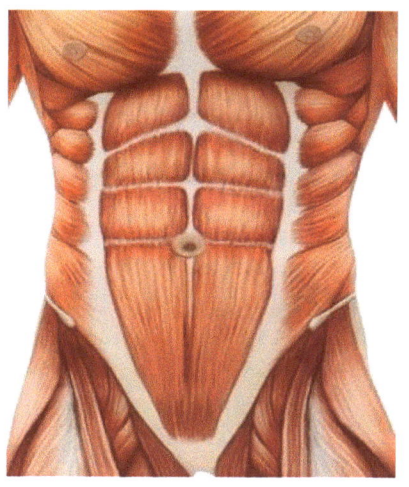

2. Kontrolle

Ziel ist es, jede Bewegung zu kontrollieren, genau auf alle Details bei der Positionierung und bei der Reihenfolge zu achten. Durch diese absolute Aufmerksamkeit auf das Hier und Jetzt im Körper, erlangt der Trainierende eine verbesserte Körperwahrnehmung. Es geht darum Anspannung und Entspannung bewusst zu Erleben und diese zu koordinieren. Auf diese Weise wird der Körper intensiv trainiert und vor Verletzungen geschützt.

3. Konzentration

Es ist besser eine Übung richtig, vollständig und mit Kontrolle durchzuführen, als viele ungenau ausgeführte Übungen. Dann genügt auch eine geringe Wiederholung der selektierten Übungen. Die mündlichen Anweisungen des Trainers helfen dabei, sich auf sich selbst zu konzentrieren.

4. Bewegungsfluss

Fließende Bewegungen erreicht man durch eine ausgewogene Mischung aus Kraft und Flexibilität. Eine wichtige Rolle spielt die Kontinuität in der Ausführung. Erlebe die Mühelosigkeit fließender Übergänge und den eigenen Rhythmus jeder Übung.

5. Atmung:

Atmung ist Leben! Atmung reinigt den Körper und beruhigt den Geist. Es ist wichtig, das Verständnis über die Bedeutung des Ausatmens zu vertiefen. Die Ausatmung unterstützt die Aktivität des "Powerhouses" und aller anderen Muskeln, und hilft die Bewegungen zu intensivieren. Angehaltener Atem bei den Übungen führt dagegen zu eingeschränkter Muskeltätigkeit.

6. Präzision

Präzision benötigt Konzentration und Kontrolle. Mit Hilfe der Anleitung eines Trainers kann der Trainierende die Ausführung der Übung perfektionieren und auf optimale Ausrichtung des Körpers achten. Präzises Arbeiten setzt die ungeteilte Aufmerksamkeit des Übenden voraus und den Willen zur bewussten Wahrnehmung der Bewegungen.

൪ൟ

Mit diesen Prinzipien gelingt es uns dem Stress etwas entgegen zu setzen, damit dieser sich nicht auf die Gesundheit auswirkt und im schlimmsten Fall zu einem „Burnout" wird.

Dazu wird nun im ersten Kapitel das Wesen des Stress näher beleuchtet und auch die körperlichen und geistigen Auswirkungen erklärt. Diese führen zu dem, was ich unter dem so genannten Stresszyklus verstehe. Im weiteren Verlauf des Buches werden dann verschiedene Möglichkeiten näher beleuchtet, mit denen man aus diesem Zyklus wieder herausfinden kann. Am Ende werden im letzten Kapitel Wege aufgezeigt die eigenen Ressourcen zu stärken und weitere Möglichkeiten der Stressprävention zu finden. Wie immer in meinen Büchern in persönlicher und vertrauter Form, dem „Du" in welchem ich mir erlaube, mich an Dich zu wenden.

Du kannst dieses Buch auch querlesen, indem Du Dir bei Bedarf entsprechende Übungen heraussuchst. Zur Übersicht findet sich deshalb eine Seitenangabe derselben am Ende des Buches. Die Theorie dient zum besseren Verständnis und zur Vertiefung in die Materie.

Wie immer in meinen Büchern möchte ich noch darauf hinweisen, dass dieses Buch keinen Therapeuten ersetzt und voraussetzt, dass Du keine körperlichen Probleme hast. Solltest Du bei einer Übung Bedenken haben, sprich dies bitte zuvor mit Deinem Arzt oder einer anderen fachkundigen Person ab.

Und nun wünsche ich Dir viel Erfolg bei den Übungen und ein stressfreieres Leben!

1. Wesen des Stress

Um ein Buch über den Stresszyklus zu schreiben, empfiehlt es sich, das Wesen des Stresses, seine Auslöser und verschiedenen Faktoren erst einmal zu erläutern.

Was ist Stress?

Eine Definition:
Unter Stress versteht man ganz allgemein alle Belastungen oder Anforderungen, die bei Menschen zu einer Stressreaktion führen können.

Dies muss nicht negativ sein, gibt es doch auch den sogenannten Eu-Stress, der uns zu Hochleistungen führt. Hier geht es aber nun um die Version, die mehrheitlich bekannt ist, der Di-Stress. Hält dieser ständig an, kann sich dies wie eingangs erwähnt nachteilig auf die Gesundheit auswirken.

Dass es in bestimmten Situationen zu einer Stressreaktion des Körpers kommt, ist ganz natürlich und muss erst einmal keine Besorgnis erregen. In Hinblick auf die Entwicklungsgeschichte des Menschen half die Stressreaktion vor allem in akuten Gefahren beim Überleben. Denn sie aktiviert den Körper und stellt möglichst viel Energie bereit, um für einen Angriff oder eine Flucht gewappnet zu sein.

Durch diese Reaktion war es unseren Vorfahren möglich, etwa bei der Begegnung mit einem wilden Tier rasch genug zu reagieren – entweder durch Kampf oder Flucht.

Heutzutage mündet eine Situation die Stress auslöst, jedoch selten in körperlicher Aktivität. Daher kann Stress, der dauerhaft anhält oder immer wiederkehrt negative Begleiterscheinungen hervorbringen und auf Dauer krank machen.

Was löst eine Stressreaktion aus? Wie kommt es dazu?

1.1 Stressoren (Stressauslöser, Faktoren)

Unter Stressoren (Stressauslöser, Stressfaktoren) versteht man alle äußeren Belastungen oder Anforderungen, die zu einer Stressreaktion führen. Ob verpasster Bus, Naturkatastrophe oder Autounfall – wie genau Stressoren aussehen, ist ganz unterschiedlich und individuell sehr verschieden. Dies bedeutet Stress auslösende Faktoren sind sehr subjektiv.

<u>Stressauslöser können sein:</u>

- physikalische Umwelt: Reize wie Kälte, Hitze oder Lärm können Stress auslösen.

- der eigene Körper: Auch innere Reize (Schmerzen, Hunger oder Durst) können eine Quelle für Stress sein.

- mentale Stressoren: Viele Stressfaktoren haben mit der individuellen Situation zu tun, insbesondere mit den jeweiligen Leistungsanforderungen, denen man ausgesetzt ist. Zu den mentalen Stressauslösern zählen daher u.a. Prüfungssituationen, Zeitdruck, Überforderungsgefühle oder das Gefühl, eine große Verantwortung zu tragen.

- soziale Stressoren: Im Alltag muss man mit anderen Menschen auskommen. Zwischenmenschliche Konflikte sind bei vielen die häufigsten Stressfaktoren. Ungelöste Probleme, Konkurrenz, Trennungen und Verlusterfahrungen, aber auch Vereinsamung können zu Stress führen.

Anforderungen können somit Stressauslöser sein – müssen es aber nicht. Das heißt, Anforderungen lösen nicht zwangsläufig jedes Mal eine Stressreaktion aus. Zu Stressreaktionen kommt es vor allem bei denen man nicht richtig einschätzen kann, ob man ihnen gewachsen ist. Hat man dagegen den Eindruck, dass man mit der Anforderung gut zurechtkommen wird, bleibt eine Stressreaktion aus, auch wenn man sich für das Erledigen der Aufgabe unter Umständen anstrengen muss.

Die Stressreaktion - der Stresszyklus:

Unter einer Stressreaktion versteht man Vorgänge, die bei einer Person als Folge von Stress ausgelöst werden. Sie bedingen sich zum Teil gegenseitig, so dass ich nun auch den Begriff Stresszyklus einführe, der dadurch entsteht. Die Stressreaktionen erfolgen dabei auf verschiedenen Ebenen gleichzeitig:

- körperlich Ebene: Bei einer Stressreaktion reagiert der Körper mit vielen Veränderungen. Sie sollen den Körper aktivieren und handlungsbereit machen, deshalb wird Energie bereitgestellt. („Fight or Flight" = Kampf oder Flucht) Als Reaktion auf Stress beschleunigt sich deshalb z.B. der Herzschlag, Muskeln spannen sich an, die Atmung wird schneller. Dies mag für einen kurzen Zeitraum gerechtfertigt sein. Hält die Stressreaktion jedoch längere Zeit an, kann sich das langfristig nachteilig auf die Gesundheit auswirken und z.B. zu Erschöpfungszuständen führen.

- für andere sichtbare Ebene: Darunter fällt all das, was andere an einem beobachten können, wenn man unter Stress steht – also sowohl beim Verhalten als auch bei Äußerungen, z.B.:
    - Man wird hastig und ungeduldig, macht bei der Arbeit nur kurze oder gar keine Pausen, lässt sich keine Zeit mehr beim Essen, sondern schlingt es

herunter, spricht schneller oder unterbricht andere.

- Der Gebrauch von Rauschmitteln bzw. Versuchen, sich zu betäuben, nimmt zu – z.B. durch Zigaretten, Alkohol, Kaffee, Schmerz-, Beruhigungs- oder Aufputschmittel, aber auch durch Essen.

- Die Arbeitsweise wird chaotischer; Planung und Ordnung leiden, alles wird gleichzeitig angepackt, Dinge werden nicht mehr wiedergefunden oder vergessen.

- Der Körper wirkt unruhig, z.B. weil man mit den Füßen wippt oder mit den Fingern auf dem Tisch trommelt, im Gesicht oder an der Kleidung zupft.

- Im Umgang mit anderen wird der Ton aggressiver und gereizter, Streitigkeiten und Vorwürfe häufen sich.

- kognitiv-emotionale Ebene: Diese Ebene der Stressreaktion ist für andere nicht sichtbar. Man versteht darunter Gedanken und

Gefühle, die während der Stressreaktion entstehen, wie z.B.

- innere Unruhe, Nervosität
- Unzufriedenheit, Ärger, Wut
- Hilflosigkeit
- Schuldgefühle, Selbstvorwürfe
- Grübeln, kreisende Gedanken
- Gefühl der Leere im Kopf (geistige Aussetzer, Blackout)
- Konzentrationsprobleme
- Denkblockade
- keinen klaren Gedanken fassen können

Da sich die verschiedenen Ebenen der Stressreaktion wie bereits geschrieben, gegenseitig beeinflussen, können sie die Stressreaktion dadurch verstärken oder verlängern. Sie können zudem bewirken, dass man sich in den Stress weiter hineinsteigert. Stressreaktionen können bereits ausgelöst werden, wenn man nur an den Stressauslöser denkt.

Die Ebenen können sich jedoch auch günstig beeinflussen und die Stressreaktion abschwächen, dazu gehe ich im folgenden genauer ein, wenn ich nun weiter den eigentlichen Stresszyklus erläutere.

1.2 Die körperliche Stressantwort – Vorbereitung zur Flucht , der Stresszyklus entsteht.

Entwicklungsgeschichtlich gesehen diente die körperliche Stressreaktion ursprünglich dazu, das Überleben zu sichern. Als Reaktion auf eine drohende Gefahr sollte sie den Körper darauf vorbereiten, gleich zu fliehen oder zu kämpfen. Deshalb musste der Körper aktiviert und Energie mobilisiert werden. Diese körperliche Stressantwort ist ganz natürlich und läuft auch noch heute ab, wenn wir uns bedroht fühlen.

(Dabei sollte man sich darüber im Klaren sein, dass nicht jede Stressantwort des Körpers gleich ein Gesundheitsrisiko darstellt. Sie kann es jedoch werden, wenn die Stressauslöser dauerhaft vorhanden sind und die Stressreaktionen ständig ablaufen.) Die körperliche Stressantwort hat Einfluss auf viele Bereiche des Körpers:

- Atmung: Um dem Körper mehr Sauerstoff zuzuführen, weiten sich die Bronchien – man atmet schnell und flach. Außerdem wird weniger stark ausgeatmet, wichtiger ist das Einatmen.

- Herz-Kreislauf-System: Die Herzleistung nimmt zu, damit Herz, Hirn und die großen Arbeitsmuskeln besser durchblutet werden. Deshalb schlägt das Herz schneller und stärker, der Blutdruck steigt. Blutgefäße der Haut, der Hände und Füße sowie des Magen-Darm-Trakts verengen sich.

- Muskeln: Der Körper soll sich auf die Flucht und damit auf den Einsatz der großen Muskelgruppen vorbereiten. Insbesondere die Muskeln in Armen und Beinen werden besser durchblutet, um sie mit Sauerstoff und Energie zu versorgen. Die Muskelspannung erhöht sich, vor allem in Schulter, Nacken und Rücken. Reflexe laufen schneller ab.

- Stoffwechsel: Der Körper stellt sich auf einen erhöhten Energieverbrauch ein. Die Leber gibt vermehrt Zucker ins Blut ab, welcher vor allem für das Gehirn bestimmt ist. Zudem setzt der Körper Fettsäuren frei, damit diese von den Muskeln verbrannt werden können. Die Verdauung wird weitestgehend eingestellt, die Darmmuskeln bewegen sich kaum noch, da die Muskelspannung hier stark nachlässt. Der Speichelfluss nimmt ab, der Mund wird trocken. Bei manchen entsteht ein starker Stuhl- und Harndrang – auch

Durchfälle sind möglich. So entsorgt der Körper überflüssigen Ballast, der die Flucht behindern könnte.

- Sexualität: Stress hemmt den Sexualtrieb, auch die Geschlechtsorgane werden nun schlechter durchblutet. Bei Frauen und Männern sinkt die Konzentration von Geschlechtshormonen im Blut. Bei Männern nimmt die Anzahl der Spermien in den Hoden ab. Bei Frauen kann es zu Zyklusstörungen kommen.

- Immunsystem: Bei akutem Stress nimmt die Zahl bestimmter Immunzellen, der sog. natürlichen Killerzellen, zu. Drohende Infektionen durch Verletzungen werden so schneller erkannt und bekämpft. Diese akute Reaktion hält jedoch nur kurze Zeit an. Bereits nach 30 bis 60 Minuten ebbt sie wieder ab.

- Blut: Blutungen kommen schneller zum Stillstand, da das Blut nun schneller gerinnt.

- Schmerz: Um den Körper kurzfristig vor Schmerzen zu schützen, werden bestimmte körpereigene Botenstoffe (Endorphine) ausgeschüttet, die schmerzunempfindlicher machen. Endorphine können jedoch nicht unbegrenzt ausgeschüttet werden, der Effekt hält daher nur kurz an. Erstreckt sich der

Stress über einen längeren Zeitraum, kehrt sich der Effekt ins Gegenteil um – die Schmerzempfindlichkeit nimmt zu.

- Haut: Der Körper produziert mehr Schweiß, damit der Körper nicht überhitzt bzw. um rasch abzukühlen.

Vor allem auf die an erster Stelle genannten Auswirkungen, Atmung und Körper können wir ganz gezielt Einfluss nehmen, um diesen Zyklus zu durchbrechen. Generell möchte ich zuvor noch anmerken, dass die körperliche Stressreaktion zugleich von individuellen Faktoren beeinflusst wird und diese dazu führen, dass manche unter Stress vielleicht vor allem Verdauungsprobleme bekommen, während andere eher mit dem Magen reagieren, Muskelverspannungen, Herzklopfen oder einen roten Kopf bekommen.

Wer seine Stressreaktionen gut kennt und diese nicht übergeht, kann rechtzeitig etwas tun, um den Stress zu bewältigen oder ihn gar nicht erst weiter aufkommen zu lassen.

<u>Der Stresszyklus im grafischen Überblick:</u>

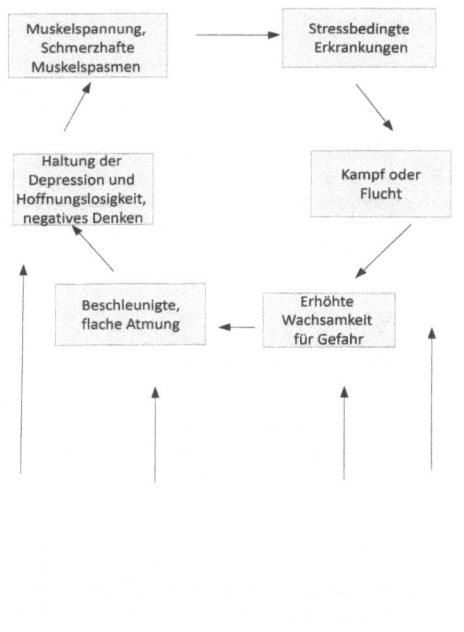

Hier setzt dieses Buch an, welches mit Hilfe von Yoga & Pilates gezielt Wege anbietet um diesen Zyklus zu durchbrechen. (Dies soll durch die Pfeile unten im Schaubild symbolisiert werden.)

1. Auf körperlicher Ebene durch Bewegung, um die Flucht zu simulieren und eine verbesserte Körpermechanik, sowie Körpersprache zu erhalten

2. Die Atmung zur Beruhigung

3. Mentale Ebene, zur gelassenen Innenschau und geistigen Kontrolle. So können stressauslösende Gedanken erkannt und minimiert werden.

Bevor ich nun die einzelnen Punkte in den folgenden Kapiteln weiter ausführe, möchte ich noch kurz auf die persönlichen Stressverstärker eingehen:

Zu diesen zählt man all jene persönlichen Einstellungen, Motive, Vorerfahrungen, Bewertungen und Ansprüche an einen selbst, die dazu beitragen, dass eine Stressreaktion in Gang gesetzt oder stärker wird. Man könnte solche Stressverstärker deshalb auch als „hausgemachten Stress" bezeichnen.

1.3 Persönliche Stressverstärker

Persönliche Stressverstärker sind individuell verschieden und mit ein Grund dafür, dass manche Menschen durch bestimmte Situationen stark gestresst sind, während andere davon kaum berührt werden. Die individuelle Bewertung macht den Unterschied aus, ob eine Situation Stress auslöst oder nicht.

<u>Beispiele für persönliche Stressverstärker:</u>

- starkes Streben nach Perfektion

- Ungeduld

- Ignorieren oder Nicht-Akzeptieren eigener Leistungsgrenzen

- Gefühl, unentbehrlich zu sein

- alles allein machen/kontrollieren wollen

- Hilfe nicht annehmen oder einfordern können

- es allen Menschen recht machen wollen

- starkes Harmoniebedürfnis

- Abhängigkeit von der Zuwendung anderer Menschen

Stress kann auch zum "Werkzeug", zum "Vehikel" werden und so eine Art Selbstzweck bekommen. Manche Menschen benötigen den Stress, um unangenehmen psychischen Dingen aus dem Weg zu gehen und sich nicht damit beschäftigen zu müssen. So stressen sich manche Menschen selbst, weil sie auf diese Weise Gefühle der inneren Leere, Sinnlosigkeit, Einsamkeit oder sogar depressive Verstimmungen unterdrücken oder überspielen können.

Stressverstärkent kann es sich auch auswirken, wenn man ständig zu vielen Reizen ausgesetzt ist. Viele Menschen lassen fast den ganzen Tag den Fernseher oder das Radio oder sogar beides laufen und können Momente der Ruhe unter Umständen kaum noch aushalten. Die ständige Berieselung mit Geräuschen und Inhalten hält eine Daueranspannung aufrecht. Auch in der Freizeit fällt es vielen Menschen schwer, einfach mal nichts zu tun. Sie verfallen stattdessen in einen permanenten Aktionismus, bei dem sich eine Aktivität an die andere reiht. Auf lange Sicht gesünder ist sicher ein regelmäßiger Wechsel von aktiven und passiven Phasen.

Kennst Du Deine persönlichen Stressverstärker?

Persönliche Stressverstärker sind wie beschrieben ganz individuell und hängen eng mit der Lebensgeschichte des Einzelnen zusammen. Sie sind so sehr Teil des eigenen Selbst, dass ihre stressverstärkende Wirkung manchmal nicht leicht zu erkennen ist. Vielmehr kommt einem die eigene Sichtweise oft als die einzig richtige vor.

Beim individuellen Stresserleben ist es deshalb oft schwer zu unterscheiden, ob der Stress durch einen selbst entsteht oder durch die äußere Situation gegeben ist. Um persönliche Stressverstärker zu erkennen, ist es daher unausweichlich, sich zwar näher mit sich selbst zu beschäftigen, gleichzeitig aber zu versuchen, sich und die eigenen Verhaltensweisen einmal "neutral" zu betrachten.

Wie sehr einen äußere Belastungen unter Stress setzen, hängt letztlich davon ab, wie man die Situation mitsamt den bestehende Möglichkeiten und den Wegen zur Bewältigung bewertet.

☙❧

Im nächsten Kapitel setzen wir am Körper an. Durch eine veränderte Körperhaltung und Bewegung bietet sich eine Möglichkeit den Kreislauf des Stresses zu durchbrechen. Wir simulieren im übertragenen Sinn die Flucht, um Stresshormone abzubauen.

2. Die körperliche Ebene

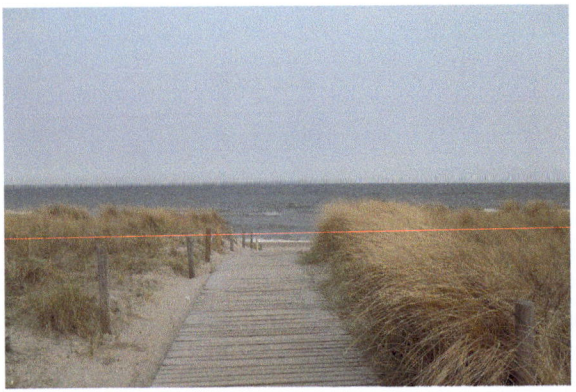

In diesem Kapitel wollen wir über die körperliche Ebene einen Ausstieg aus dem Stresszyklus finden. Zum einen durch Bewegung, um die Flucht zu simulieren, zum anderen durch eine verbesserte Körpermechanik und letzendlich um eine bessere Körpersprache zu erhalten.

Tu deinem Körper etwas Gutes,
damit die Seele Lust hat darin zu wohnen.
(Terese von Avila)

Wie obiges Sprichwort schon sagt, wirkt sich eine gute körperliche Verfassung auf unsere Seele aus, genauso wie natürlich eine gute seelische Verfassung Einfluss auf den Körper hat. Unter Stress neigen wir zu Muskelverspannungen. Diese gilt es nun durch verschiedene Übungen aus Yoga & Pilates zu lösen. Hierzu gehören nach meiner Ansicht aber nicht nur die Bewegung, sondern auch Ernährung und Massagen. Also alles, was einen direkten Einfluß auf unseren physischen Körper hat.

Dazu ein Zitat aus den Sutren: (Eine der Grundlagentexte der Yoga-Philosophie, hier Yoga Sutra von Patanjali)

Das Verringern von Hindernissen im Geist und Blockaden im Körper führt dazu, dass sich unsere körperlichen Funktionen in einem harmonischen Gleichgewicht befinden.
(Sutra 2.43)

Unsere Körperhaltung sagt sehr viel über unsere Seele aus. (Dies gilt natürlich genauso im Umkehrschluss) Die Zellen speichern alles, was wir erlebt haben. Man spricht hier auch von dem so genannten "Körperspeicher". Alle Erlebnisse drücken sich durch unseren Körper aus.

Im Volksmund gibt es dazu einige, Dir sicher bekannte Ausdrücke wie:

- Das lastet auf meinen Schultern
- Ich fühle mich bedrückt
- Er lässt den Kopf hängen
- ...

Wie sieht das wohl aus? Ich bin der Auffasssung, dass ein Mensch unter Stress verspannt ist und gebückt läuft. Die Schultern hängen nach vorne, der Kopf ist gesenkt, der Atem durch die Verengungen im Brustkorb flach... Die Bereitschaft zur Flucht kann man ihm deutlich ansehen.

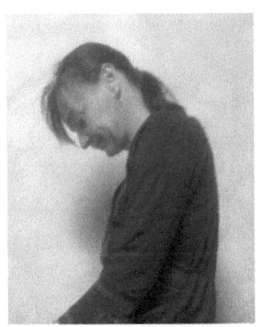

Hier können wir ansetzen, indem wir unsere Körperhaltung verändern. Beginnen möchte ich dennoch mit einem anderen Punkt oder besser Bereich des Körpers. Im Zusammenhang mit Stress ist dies der Bauch, der eine große Rolle spielt. Wie im vorigen Kapitel erläutert, zeigt dieser bei vielen Menschen zuerst die Auswirkungen desselben. Deshalb sollten wir ihm Unterstützung bieten, um dem Stress etwas entgegenzusetzen.

2.1 Der Bauch

In den meisten Traditionen hat der Bauch und somit die Körpermitte eine ganz besondere Stellung inne. So betrachten alte fernöstliche Kulturen unseren Bauch seit jeher als unser Zentrum – die Lebensmitte. Die Japaner nennen es Hara. (Von daher kommt auch der Ausdruck »Harakiri« was Selbstmord bedeutet): Wer das Hara tötet, zerstört das Zentrum.

Das Hara wird im Japanischen als »Quelle des Lebens« bezeichnet. Dazu gehört die gesamte Bauchregion, vom Solar Plexus bis zum Beckenboden. Diese Gegend dort wird auch »Onaka« genannt, „die geehrte Mitte".

Sie teilen das Hara in „I" (Magen) und „Kikai" (unter dem Nabel). Etwa 5 cm unterhalb des Bauchnabels liegt das „Dan Tien". Dies ist unsere absolute Mitte, der Schwerpunkt unseres Körpers und unseres gesamten Wesens. Mit "Hara" wird in Ostasien sogar eine Form des Bewusstseins beschrieben und kann daher keinesfalls nur mit Bauch übersetzt werden. Das Hara ist eine innere Haltung, die ganz natürlich aus dem eigenen Wesenskern heraus wächst. Im Hara zu sein bedeutet, transparent zum eigenen Ich zu sein, so wie man von der Natur her geschaffen ist – und ist nicht mit der europäischen Idee des "Ichs", der über Jahre gebildeten Persönlichkeit, zu übersetzen.

> *"Hara meint weder etwas Körperliches noch etwas Seelisches, sondern die Verfassung des Menschen, die in der Einheit des Ursprungs zentriert ist."* (Dürckheim, "Hara")

Bei uns im Westen spielt der Bauch in der Neurologie ebenso eine große Rolle.

„Da ist ein Gehirn in unserem Bauch." Auch wenn es sich wie ein Sakrileg anhört: Dieses zweite Gehirn, so haben Neurowissenschaftler herausgefunden, ist quasi ein Abbild des Kopfhirns – Zelltypen, Wirkstoffe und Rezeptoren sind exakt gleich.

Das Bauchhirn ist eine riesige Chemiefabrik, die mindestens 40 Nervenbotenstoffe produziert und exakt reguliert. Diese Moleküle sind wie Worte in der komplizierten Sprache der Nervenzellen. Und sie sprechen zu uns. (...) 90 Prozent der Verbindungen laufen von unten nach oben und beeinflussen unsere täglichen Entscheidungen und steuern unser Wohlbefinden.

Tatsächlich spricht unser Unbewusstes zu uns und fällt intuitiv viele unserer täglichen Entscheidungen. (...) Dies geschieht unter anderem auf der Grundlage emotionaler Erfahrungen. Diese werden quasi im Körper niedergeschrieben und vor allem in Bauchreaktionen chiffriert und gespeichert. Immer wenn der Darm kontrahiert, wenn er Serotonin oder andere Nervenbotenstoffe ausstößt, oder wenn er Immunzellen zur Arbeit bewegt, werden alle Daten über den Vagusnerv nach oben geleitet. Im Gehirn wird das übersetzt in Unwohlsein oder Heiterkeit, Müdigkeit oder Vitalität, in schlechte oder gute Laune."

Quelle: "Neurologie: Wie der Bauch den Kopf bestimmt" (GEO 11/00)

(Anmerkung hierzu: Die Intuition (v.lat.:intueri (deponens) ‚betrachten, erwägen'; eigentlich ‚angeschaut werden', daher auch passiver Sinn von Eingebung, ahnendes Erfassen; intuitum) ist die Fähigkeit, Einsichten in Sachverhalte, Sichtweisen, Gesetzmäßigkeiten oder die subjektive Stimmigkeit von Entscheidungen zu erlangen, ohne diskursiven Gebrauch des Verstandes, also etwa ohne bewusste Schlussfolgerungen.

Das vom Substantiv Intuition abgeleitete Adjektiv ist intuitiv. Intuition ist ein Teil kreativer Entwicklungen. Der die Entwicklung begleitende Intellekt führt nur noch aus oder prüft bewusst die Ergebnisse, die aus dem Unbewussten kommen. Kritisch ist hierbei zu sehen, dass bei positiver Wirkung einer (zunächst nicht begründbaren) Entscheidung gerne von Intuition gesprochen wird, während man im Falle des Scheiterns schlicht "einen Fehler gemacht" hat, wobei es gerade keinen Mechanismus gibt zu prüfen, welche mentalen Vorgänge zur jeweiligen Entscheidung führten.)

Da der Bauch eine so wichtige und zentrale Rolle einnimmt, gilt es nun zuerst einmal über unsere Ernährung auf den gesamten Organismus einzuwirken und uns von unnötigen Ballast zu befreien. Deshalb hier ein Vorschlag einer Kur aus dem Ayurveda, einer mit Yoga oft genannten Sichtweise oder auch Schwesterdisziplin.

(Voraussetzung ist natürlich, dass Du gesund bist und aus ärztlicher Sicht nichts dagegen spricht) Auf die Reinigungsübungen des Yoga (Die sechs Shatkarmas) möchte ich an dieser Stelle nicht eingehen. Ich halte sie für uns "Westler" nicht für angemessen. Wobei ich erwähnen möchte, dass sich der klassische Ayurveda ähnlicher Methoden bedient.

Schon der griechische Arzt Hippokrates empfahl seinen Patienten eine Entgiftung zur Verbesserung der Gesundheit. Platon verlangte von seinen Schülern, ihren Organismus einen Monat lang zu reinigen. Damit sollten Körper und Geist für seine Lehren bereit gemacht werden. In den meisten Religionen ist das Fasten eine Methode, um den Geist zu reinigen. Eine Entgiftung wählen wir, wenn wir müde sind oder geistig und körperlich ausgelaugt, aber auch, wenn wir schönere, reinere und strahlendere Haut haben wollen. Die Kur sollte mindestens über 14 Tage durchgehalten werden, besser wären 21 Tage. In dieser Zeit ist es wichtig viel zu trinken. Es gibt keine Diätregeln, allerdings wird komplett auf tierisches Eiweiß verzichtet. Alkohol, Kaffee und schwarzer Tee sind tabu. Am besten ist

Wasser, idealerweise kocht man jeden Morgen einen Liter Quellwasser auf und lässt es 20 Minuten köcheln. Dann trinkt man dies über den Tag verteilt in kleinen Schlucken. Eine Thermoskanne hält das Wasser warm.

Der Körper wird zusätzlich mit Ölmassagen und Leberwickeln verwöhnt. Für ersteres nimmt man Sesamöl, erwärmt dies auf Körpertemperatur und reibt sich vor dem Duschen damit ein. Dann wie üblich seiner Körperpflege nachkommen und nicht zu sehr abrubbeln. Wenn möglich, verzichte dabei ganz auf Duschgel. Nach dem Reinigen mit Wasser, vorsichtig abtupfen. Das Öl ersetzt gleichzeitig eine Körperlotion.

Die Leberwickel werden folgendermaßen gemacht:

Etwas Öl mit ein paar Tropfen Wacholderöl vermengen und den Bereich der Leber auf der rechten Körperseite damit einreiben. Ein angewärmtes Handtuch darauf und ein Wärmekissen darüber. 20 Minuten so ruhen.

Weitere Tipps:

- Günstig für die Leber (zur Entgiftung) ist auch Misteltee.

- die Zunge morgens mit einem Zungenschaber reinigen.

- Ayurveda empfiehlt morgens eine Ölziehkur. Dabei nimmt man einen Schluck gutes Öl (auch hier eignet sich wieder Sesamöl) und kaut es solange bis es fast weiß ist. Das Öl nimmt die ausgeschiedenen Produkte der Mundschleimhaut auf, deshalb nach ungefähr 10 Minuten ausspucken und keinesfalls schlucken.

<u>Unterstützendes Yoga-Set für die Leber (Krya):</u>

1. Setze Dich aufrecht mit ausgestreckten Beinen hin. Die Arme sind nach vorne ausgestreckt, parallel zum Boden. Lehne Dich in einem 60 Grad Winkel zurück. Hebe die gestreckten Beine so hoch wie möglich. Versuche Dich nicht mehr als 30 Grad zurück zu lehnen. Dann führe die Beine langsam zum Boden zurück. Führe dieses Auf- und Ab wenn möglich drei Minuten lang aus. Der Atem fließt.

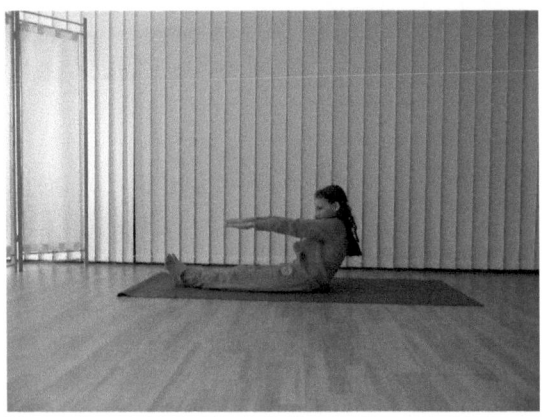

2. Beuge Dich nach vorne und fasse Deinen großen Zeh. Drücke mit dem Daumen auf den Zehennagel.

Dehne Dich nach vorne, ziehe dabei den Oberkörper nach unten in Richtung der Knie. Atme weiter und halte für drei Minuten. Dann tief einatmen, ausatmen, und weiter nach vorne strecken. Atme ein und halte die Wirbelsäule gerade, während Du immer noch die Zehen hälst. Atme aus und strecke Dich weiter nach unten und nach vorn. Wiederhole dies mindestens zweimal. Dann entspanne wieder. Diese Übung hat die Macht, alle Anspannung aus dem Körper zu nehmen.

3. Setze Dich auf Deine Fersen oder in den Schneidersitz. Lege die Hände auf die Oberschenkel. Atme ein, die Wirbelsäule biegt sich und der Nabel bewegt sich nach vorne, ausatmend bewegt er ich zurück, der Rücken rundet sich. Mache dies ungefähr fünf Minuten, dann entspanne wieder für eine Minute.

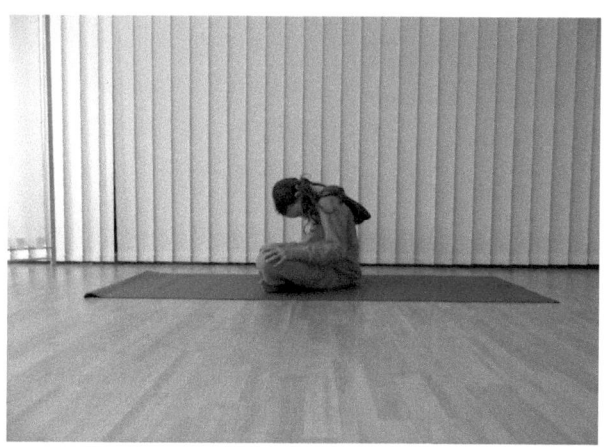

4. Setze Dich in den Schneidersitz und führe die Hände geschlossen vor Dein Herz. „Verriegle" den Daumen rechts über links. Drücke das gesamte Gewicht in die Handflächen. Konzentriere Dich auf den Punkt zwischen den Augen. Sammle dort Deine gesamte Energie. Atme weiter für fünf Minuten. Dann tief einatmen, ausatmen und entspannen.

5. Bleib im Schneidersitz. Bewege die Taille von Seite zu Seite in einem gleichmäßigen Rhythmus. Der Rücken bleibt dabei gerade. Mache dies ca. drei Minuten. Dann wieder tief einatmen, ausatmen und entspannen. Diese Übung reinigt die Leber.

6. Sitze im Schneidersitz und biege die Wirbelsäule vor und zurück, wie auf einem Pferd. Fahre für fünf Minuten fort. Dann einatmen, ausatmen und entspannen. Diese Übung gleicht Energie aus.

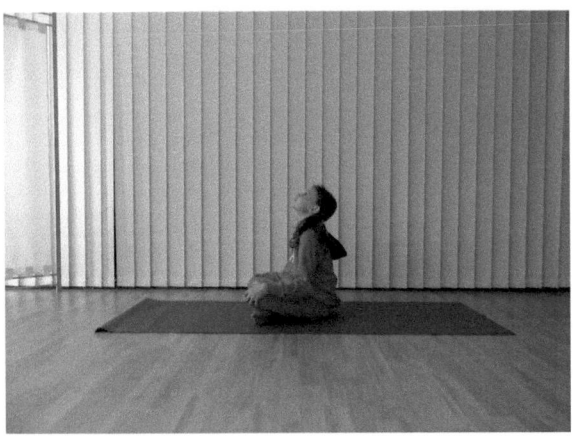

7. Bleibe im Schneidersitz, die Hände in Gyan Mudra. (Daumen und Zeigefinger berühren sich) Drehe den Kopf nach links, sage „Sat Nam". Drehe den Kopf nach rechts, sage „Wahe Guru". Halte den Rücken gerade. Mache dies ungefähr fünf Minuten. Dann atme ein, der Kopf ist gerade, atme aus und entspanne.

(„Sat Nam" und „Wahe Guru" sind zwei Mantra aus dem Kundalini-Yoga. Also gleichbleibende Worte, die den Geist zur Ruhe bringen sollen. Das erste bedeutet: „Wahrheit ist mein Name" und das zweite „Ich gehe vom Dunkeln ins Licht".)

‿ॐ‿

Gerne führe ich nun zusätzlich auch ein paar Ernährungsempfehlungen an, die unseren Körper unterstützen um dem Stress etwas entgegenzusetzen.

<u>Kleine Früchtesnacks für Nerven aus Stahl.</u> Erdbeeren, Himbeeren, Brombeeren oder ein Salat mit grüner Paprika und Nüssen sind zum Beispiel ein leckeres Geheimrezept für die Extraportion Entspannung. Denn in grünem Gemüse, Beerenobst oder auch in Nüssen steckt das Anti-Stress-Mineral: Magnesium. Es hemmt die Erregungsvorgänge an Nerven und Muskeln und schützt das Nervenkostüm. Ärger im Büro oder Stress mit den Nachbarn sind mit

der entsprechenden Portion Obst und Gemüse schnell gegessen. ☺

Vitamine mit Anti-Stress-Wirkung
Die Qual der Wahl kann echt stressig sein. Bei der Frage "A, B, C oder E?" ist die Sache dagegen einfach: Denn jedes dieser Vitamine stärkt die Nerven. Die Vitamine A, C und E etwa können vor oxidativem Stress - sprich vor aggressiven Sauerstoffverbindungen, die die Nervenzellen des Gehirns schädigen – schützen. Die B-Vitamine, die zum Beispiel in Gemüse, Hülsenfrüchten und Nüssen stecken, beeinflussen die nervliche Belastbarkeit, die Leistungsfähigkeit und die Stimmung positiv. Warum also nicht einfach einmal als natürliches Anti-Stress-Mittel ausprobieren, jeden Tag 5 Portionen Obst und Gemüse zu essen, wie es die mit Mitteln der Europäischen Union geförderte „5 am Tag" Kampagne empfiehlt? Mit den in Obst und Gemüse enthaltenen Vitaminen und sekundären Pflanzenstoffen trotzt man übrigens nicht nur dem Stress, kalorienarmen Genuss gibt es gratis dazu.

Grünes Gemüse für einen kühlen Kopf
Auch mit Calcium, dem Tausendsassa unter den Mineralstoffen, bewahrt man einen kühlen Kopf: Denn Calcium stärkt nicht nur Knochen und Zähne, sondern hält darüber hinaus Nerven und Muskeln fit. Dabei steckt Calcium nicht nur in Milchprodukten, sondern zum Beispiel auch in Grünkohl, Brokkoli und anderen dunkelgrünen Gemüsesorten. Wer also in

Zukunft grün statt rot sieht, bei dem ist stresstechnisch alles paletti. ☺

(Quelle: www.zentrum-der-gesundheit.de)

Und nun weitere Praxis. Wir beginnen mit einer

Klopfmassage:

Eine Klopfmassage der Meridianpunkte kann Energieblockaden lösen und helfen, Glaubensmuster, Angewohnheiten und stressauslösende Situationen zu bearbeiten. Sie ist eine tolle Hilfe für jede Art von Stress - seien es Ängste, negative Emotionen oder auch schlechte Angewohnheiten. Mit folgender einfacher Anleitung solltest Du aber nicht gleich versuchen tief gehende emotionale Probleme anzugehen. Hierfür dann bitte unbedingt einen kundigen Therapeuten suchen. Als einfaches Mittel gegen Stress oder für den Wohlfühleffekt ist diese jedoch unbedingt geeignet.

So wirkt die Klopfmassage:

Durch die Klopfmassage an bestimmten Punkten am Körper werden die zugehörigen Meridiane ausgeglichen. Während des Klopfens kannst Du Dir positive Affirmationen sagen, die Dir jetzt gerade gut tun, zum Beispiel: "Ich bleibe ruhig und gelassen, auch wenn ich momentan viel zu tun habe!"

Anleitung:

Klopfe zuerst mit einem Finger einige Male auf den Innenwinkel Deines linken Auges an der Nasenwurzel. Damit gleichst Du den Blasenmeridian aus. Dann klopfe den äußeren linken Augenwinkel für den Gallenblasenmeridian.

Für den Magenmeridian führe dann eine Klopfmassage mittig unter dem linken Auge auf dem Jochbein aus.

Nun klopfe den Punkt unterhalb der Nase. Dies gleicht das Gouverneursgefäß aus.

Der fünfte Punkt liegt unterhalb der Unterlippe. Er liegt auf dem Zentralgefäß.

Klopfe danach den Punkt unterhalb Deines linken Schlüsselbeines, der sich nah am Brustbein befindet. Hier liegt der Nierenmeridian.

Als nächstes klopfe mittig auf Deine Rippen unterhalb der linken Brust. Klopfe eher großflächig, so triffst Du den Punkt am besten. Diese Klopfmassage ist für den Lebermeridian.

Der letzte Klopfpunkt am Körper liegt seitlich an Deinem Körper unterhalb der linken Achselhöhle. Hier wird der Milz-Pankreas-Meridian ausgeglichen.

Nun wende Dich der linken Hand zu. Klopfe zuerst den äußeren Nagelfalzwinkel des Daumens. Das ist der Punkt, in dem sich die seitliche und die zur Hand parallele Seite des Nagels kreuzen. Hier verläuft der Lungenmeridian.

Dann klopfe den äußeren Nagelfalzwinkel des Zeigefingers für den Dickdarmmeridian, den daumenzugewandten Nagelfalzwinkel des Mittelfingers für den Kreislaufmeridian und den daumenzugewandten Nagelfalzwinkel des kleinen Fingers für den Herzmeridian.

Jetzt beklopfe mit drei Fingern der rechten Hand den Bereich zwischen den Sehnen des kleinen und des Ringfingers der linken Hand. Hier verläuft der Dreifache Erwärmer.

Als Letztes folgt die Klopfmassage des Dünndarmmeridians. Dieser Punkt liegt unterhalb des kleinen Fingers an der Seite der Hand, dort, wo sich ein kleiner Hügel bildet, wenn Du eine Faust schließt. (Weiterführende Literatur hierzu findet sich im Anhang.)

Nach dieser Anleihe der westlichen Tradition nun wieder zu den Yoga-Asanas und den Pilates-Übungen. Diese Traditionen können auf mehrere Arten aus dem Stresszyklus befreien. Gerade der Hatha-Yoga legt den Schwerpunkt auf Atemtechniken und Körperübungen, die helfen, den Stress loszuwerden. Die Wirbelsäule wird entlastet und wir lernen aufrechter durchs Leben zu gehen. Die Übungen beruhigen zudem die Nerven, fördern die Durchblutung, entspannen verspannte Muskeln und machen beweglicher. Genauso verhält es sich mit den Prinzipien des Pilates. Auch sie fordern eine gute Körperhaltung und kräftigen zusätzlich die Tiefenmuskulatur, so dass unser Rücken unterstützt wird, wir „aufrechter" durch das Leben gehen. Günstig für nachfolgende Übungsreihen ist, sie mit Entspannungsmusik zu kombinieren: Diese signalisiert dem Gehirn, dass jetzt Zeit zum Abschalten ist und lässt den Herzschlag ruhiger werden. Vielen Praktizierenden fällt es mit Meditationsmusik zudem leichter, sich auf sich selbst zu konzentrieren.

Wenn ein Mensch Asana auf die richtige Art und Weise übt, so hat das zur Folge, dass er auch durch extreme Einflüsse nicht aus dem Gleichgewicht gebracht wird.
(Sutra 2.48.)

Die Übungen wollen uns uns, wie eben geschrieben, aufrichten, entspannen und helfen zudem uns wieder zu spüren. Der Körper wirkt für uns oft wie ein unliebsames Anhängsel am Kopf, während der Kopf versucht, alles mit dem Intellekt zu kontrollieren und zu regeln. Doch irgendwann entgleitet auch dem härtesten Dickschädel seine Macht, und die Natur in uns setzt sich durch. Die Willenskraft und Disziplin, mit der wir versucht haben zu funktionieren, reichen nicht mehr aus, und der

Körper bricht vor Erschöpfung zusammen. Wenn der Tank einmal leer ist, hilft auch kein gutes Zureden mehr. Dies wäre als würden wir mit unserem Auto diskutieren, dass es sich zusammenreisen soll, wenn die Reserve ausgeht. In solch einer Situation ist es kaum vorstellbar, dass unser Körper eine Möglichkeit darstellen kann, um sich mit der Fülle und Lebendigkeit des Lebens, unserer Essenz und universalen Kraft wieder zu verbinden. Doch genau das kann er. Unser Körper ist einerseits eine Begrenzung, in die wir hineingeboren worden sind, und andererseits ist er ein unglaublich kostbares und wunderbares Werkzeug, das uns dazu befähigt, in dieser Welt Erfahrungen zu machen und zu wirken. Wenn wir in diesem Zusammenhang von Körperwahrnehmung sprechen, wird in der Fachliteratur oft auch von dem sechsten Sinn gesprochen, der viel vernachlässigt wird oder nur mangelhaft ausgeprägt ist.

Hierzu ein Zitat von Ken Wilber:

„Einige von uns haben den Verstand verloren, aber die meisten von uns haben den Körper verloren."

2.2 Übungen aus Yoga & Pilates

<u>Einige Spürübungen zum Einstieg:</u>

1. Lege Dich auf Deine Matte. Die Beine aufgestellt, die Arme neben dem Körper. Gehe mit Deiner Wahrnehmung in den Beckenboden und versuche Dir vorzustellen, dass dieser wie ein Tuch im Becken aufgespannt ist und Du in der Mitte daran ziehst, so dass sich die Enden aufeinander zubewegen. Mache dies drei bis viermal und spüre dann nach.

2. Bleibe mit der Wahrnehmung im Beckenboden und stelle Dir vor, dass sich die Sitzbeinhöcker aufeinander zubewegen, Tonus auf dem Beckenboden entsteht.

3. Nun beginne sanft Dein Becken nach vorne und hinten zu kippen und spüre wie die Auflage des Rückens sich verändert. Nimm auch hier wahr, dass der Beckenboden Tonus erhält, wenn das Becken nach hinten gekippt ist.

4. Winkle die Beine an, lege die Hände auf die Knie auf und kreise über Dein Kreuzbein. Wechsle immer mal wieder die Richtung. Dann stelle die Beine wieder auf. Wie fühlt sich der Rücken an?

5. Ziehe die Schultern nach oben zu den Ohren und lasse dann die Schulterblätter am Rücken entlang tief Richtung Gesäß gleiten. Schaffe Abstand zwischen Schultern und Ohren. Spüre nach. Sind die Schultern gelöster, freier?

6. Bewege Deinen Kopf nach rechts. Von hier zurück zur Mitte und dann langsam wieder nach links. Nimm wahr, wie sich die Auflagefläche des Kopfes verändert.

7. Am Ende spüre in den gesamten Körper. Wie liegt er auf? Wie fühlen sich die Schultern und der Rücken an? Hat sich etwas verändert?

ങ ഃ

Übungsreihe zur Aufrichtung (für eine bessere Haltung):

1. Stelle Dich aufrecht hin. Die Füße sind hüftgelenkbreit, so dass Deine Faust dazwischen Platz hätte. Die Fußaußenkanten sind parallel. Kippe Dein Becken in die so genannte neutrale Haltung. Hierbei sind Beckenknochen und Schambein auf einer Linie. Der Rücken findet sich in seiner natürlichen Form, der doppelten „S". Führe die Schultern nach oben hinten und unten. Stelle Dir vor, an Deinem Scheitelpunkt, den höchsten Punkt am Kopf sei ein Faden befestigt, der Dich zur Decke hin aufrichtet. Dies ist die Grundstellung, der aufrechte Stand.

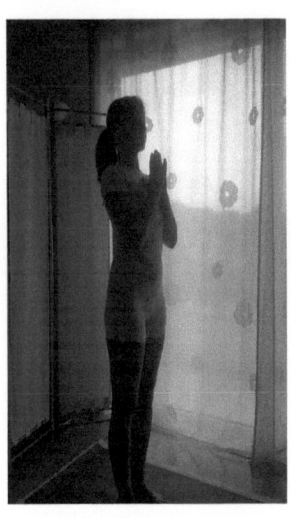

2.	Strecke beide Arme nach oben, mache Dich lang, dehne und räkele Dich. Dann richte Dich wieder nach oben aus.

3.	Strecke die Arme nach vorne aus. Mit der Einatmung bleibe so, mit der Ausatmung ziehe die Schulterblätter zurück, als wolltest Du mit ihnen „Nüsschen knacken".

4.	Führe die Arme über vorne nach oben und dann über die Seite hinter den Körper. Verschränke die Hände und dehne. Atme weiter. Wenn möglich komme in in eine Vorbeuge und strecke dabei die Arme nach oben weg. Mache dies dreimal und spüre dann nach.

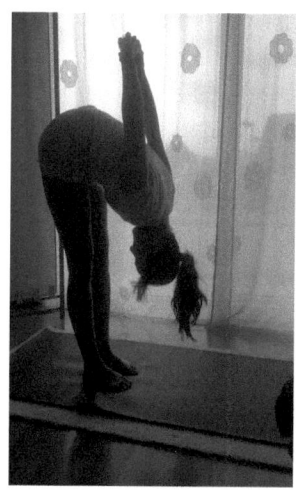

5. Richte Dich einatmend auf und lege ausatmend das Kinn Richtung Brustbein, rolle Wirbel für Wirbel ab in eine Vorbeuge. So, als bewegtest Du Dich von einer Wand weg. Halte einatmend in dieser Stellung und komme ausatmend zurück.

6. Beuge die Knie leicht an, lege die Hände auf, kippe das Becke und werde rund im Rücken. Einatmend kehre in die Ausgangshaltung zurück.

ೞ ೱ

Die nächste Folge ist eine Erweiterung hierzu, es geht um unseren großen Schwachpunkt bei Stress: Der Schultern und Nackenbereich. Zuerst ein paar Hintergrundinformationen:

Verspannungen jeglicher Art zeigen sich bevorzugt in unserem empfindsamen Hals und Nackenbereich. Der Druck lastet nicht nur sprichwörtlich auf unseren Schultern. So hat zum Beispiel das Halsnervengeflecht, wie generell alle Nerven die Aufgabe, Informationen zwischen Gehirn, unserer Kommandozentrale, und dem übrigen Körper weiterzuleiten. Dies geschieht in zwei Richtungen: Die sensorischen Nerven nehmen Reize – innere wie äußere – wahr und leiten diese Information an das Gehirn weiter. Das kann im Bereich der Haut das Gefühl von Kälte, Wärme oder Berührung sein. In die umgekehrte Richtung leiten Nerven Befehle aus dem Gehirn an die betreffende Körperregion weiter. Hier unterscheidet man motorische Nerven, die die Bewegung steuern von sekretorischen. Im Bereich von Hals und Nacken ist hier das Halsnervengeflecht von Bedeutung. Es ist ein Zusammenschluss der oberen vier Rückenmarksnerven (Spinalnerven). Diese vier Nerven werden auch als Halsnerven bezeichnet. Ein Teil davon nimmt Reize von der Haut auf, im Bereich des Halses bis zum Ohr und Unterkieferrand und nach unten bis unterhalb des Schlüsselbeins. Der motorische Teil steuert die Muskeln des Zungenbeins, des oberen Trapezmuskels (dieser ist unter anderem beim Schulterhochziehen beteiligt) und des Kopfwender-Muskels. Auch der Zwerchfellnerv, der für die Zwerchfellmuskulatur und somit wichtig für die Atmung ist, entspringt aus dem dritten bis fünften Halssegment des Rückenmarks und ist ein Teil des Halsgeflechts. Wandern wir die Wirbelsäule noch ein Stückchen tiefer, gelangen wir an die unteren Wirbel des der Halswirbelsäule und die ersten beiden Brustwirbel. In diesem Bereich, auch das Armgeflecht genannt, entspringen die Nerven des Schultergürtels und der Arme.

Zu den Spinalnerven kommen nun noch die zwölf Hirnnerven hinzu. Sie treten, mit einer Ausnahme, direkt aus dem Gehirn aus und versorgen vor allem die Organe des Kopfes wie Ohren, Augen, Mund und Nase.

Sind nun die Muskeln im Schulter-Nacken-Bereich dauerhaft angespannt, wird auf die Nerven Druck ausgeübt. Das gleiche gilt für eine ungünstige Haltung der Halswirbelkörper, zum Beispiel infolge allzu langen Sitzens. So können verspannte Halswirbel oder verspannte Muskeln auf die Nerven zu den Augen, Ohren, Kiefergelenken und dem Gehirn drücken und so unangenehme Gefühle bis hin zu Schmerzen verursachen.

Zudem verursacht eine ungünstige Haltung Stress im Körper, die Nerven werden gereizt und geben die Information an das Gehirn zurück: Stress, Gefahr. Das Gehirn gibt daraufhin den Befehl, die Muskeln noch mehr anzuspannen, denn so arbeitet unser Gehirn seit alters her. Es löst den Rückzugsreflex aus, der uns zur Abwehr oder zum Kampf bereit macht. Dieser lässt uns die Schultern hochziehen, um das wichtige Gehirn und den Nacken zu schützen. Ein Teufelskreis entsteht...

Starke und gut gedehnte Halsmuskeln sind dagegen eine hervorragende Vorbeugung gegen Nackenverspannungen, Schulterverspannungen und auch Kopfschmerzen. Und wir brechen auch hier über eine veränderte Haltung aus dem Stresszyklus aus.

Übungsreihe für entspannte Schultern und Nacken:

Schulterkreisen: Hände im einfachen Sitz auf die Schultern auflegen und nach hinten kreisen lassen.

Windmühle: gleiche Übung, allerdings kreisen die Arme diagonal, so dass eine Überkreuzbewegung entsteht.

Hände lösen, Schultern nach oben ziehen, wieder fallenlassen.

Setze oder stelle dich gerade hin. Senke deinen Kopf ganz leicht nach links. Fasse mit deiner linken Hand an die Seite des Kopfes, oberhalb des linken Ohres Drücke sanft mit dem Kopf gegen die Hand und mit der Hand gegen den Kopf. Achte dabei darauf, dass du die rechten Halsmuskeln sich anspannen fühlst, und dass dabei im Nacken und in der rechten Halsseite alle Muskeln entspannt sind. Insbesondere die Halswirbelsäule sollte sich ganz angenehm anfühlen. Dann lasse langsam los. Spüre die Entspannung und Belebtheit der rechten Halsmuskeln.

Mache anschließend das gleiche mit den Muskeln auf der linken Halshälfte. Dann kannst du auch mit den Handballen gegen die Stirn drücken und mit den gefalteten Händen gegen den Hinterkopf.

<u>Weitere Möglichkeiten im Schneidersitz:</u>

1. Drehbewegung mit dem Kopf. Rechts / links über die Schulter schauen.

2. Mit dem Kopf langsam ein U formen und dadurch den Nacken sanft dehnen.

3. Kamelritt: Hände auf die Oberschenkel legen, ausatmend Wirbelsäule runden und hinter die Sitzbeinhöcker kommen. Mit der Einatmung wieder gerade werden.

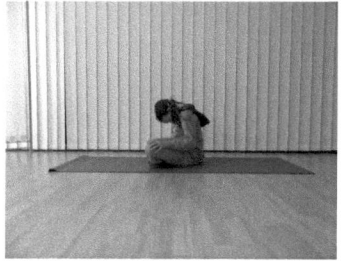

4. Sufikreise: Mit geradem Rücken über die Sitzbeinhöcker kreisen, ohne dass diese sich lösen. Nach einigen Malen die Richtung wechseln.

5. Katze / Kuh: Im Vierfüßlersstand die Handgelenke unter den Schultergelenken und die Knie unter den Hüftgelenken positionieren. Ausatmend vom Becken ausgehend den Rücken aufrollen

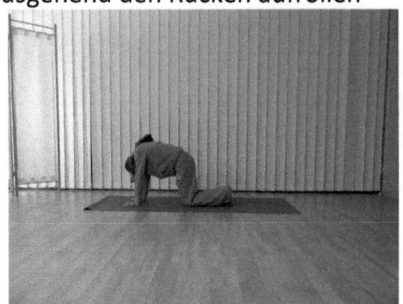

6. Apanasana: In Rückenlage die Hände auf die Knie auflegen und ausatmend zum Oberkörper heranziehen. Einatmend die Knie wegschieben, bis die Arme fast gestreckt sind.

7. Krokodil: Immer noch in Rückenlage die Beine aufstellen, die Arme in Schulterhöhe ausbreiten, einatmen. Ausatmend die Beine nach links führen, der Kopf geht nach rechts. Einatmend zurück zur Mitte. Ausatmend, Beine nach rechts, Kopf nach links,...

8. Uhr: Ebenfalls in Rückenlage die Beine anwinkeln und die Hände auf die leicht geöffneten Knie auflegen. Dreimal im

Uhrzeigersinn über das Kreuzbein rollen. Dann dreimal entgegengesetzt.

9. Schulterbrücke, Variante mit den Armen. In Rückenlage die Beine nahe beim Gesäß aufstellen. Die Arme liegen neben dem Körper. Ausatmend den Rücken Wirbel für Wirbel von der Unterlage lösen, bis die Hüfte gestreckt ist. Gleichzeitig die Arme über oben nach hinten führen. Einatmend halten. Ausatmend Wirbel für Wirbel zurückkehren in die Ausgangshaltung. Zum Ausgleich noch einmal apanasana. (6)

ೞ ೲ

<u>Als nächstes eine Übungsreihe für inneres und äußeres Gleichgewicht:</u>

Gerade diese Reihe ist ideal um aus dem Stresszyklus auszusteigen. Durch Balance-Haltungen finden wir zurück zu unser inneren Mitte. Hier ruhen wir in uns, wie in dem „Auge des Orkans". Ganz egal, was um uns herum geschieht. (Oder doch fast!)

Für die nächsten Übungen empfiehlt es sich nun die Pilates-Atmung anzuwenden. Hierfür wird durch die Nase in die Flanken eingeatmet und durch den leicht geöffneten Mund verstärkt wieder aus. Beim Ausatmen wird zudem der Nabel nach innen gezogen und der Beckenboden erhält etwas Tonus. (Wie bei den Spürübungen weiter vorne in diesem Buch.) Versuche diese Anspannung während den Übungen auch mit der Einatmung zu halten. Stell Dir vor, dass Du Dir so Dein inneres Korsett schnürst, welches Dir Halt und Stabilität gibt. (Zur Verdeutlichung: Dieses Korsett besteht aus dem geraden, dem queren und den schrägen Bauchmuskeln, Beckenboden und den Multifiden am Rücken)

*Suche nach Ruhe, aber durch das Gleichgewicht,
nicht durch den Stillstand deiner Tätigkeit.
Friedrich Schiller*

Wir beginnen im Vierfüßlerstand mit der Katze /Kuh um die Wirbelsäule beweglich zu machen. Im Vierfüßlersstand die Handgelenke unter den Schultergelenken und die Knie unter den Hüftgelenken positionieren. Ausatmend vom Becken ausgehend den Rücken aufrollen

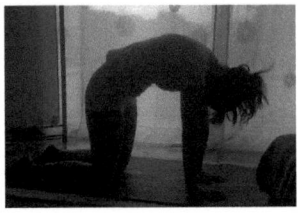

Nun folgt die balancierende Katze für das Gleichgewicht: EA rechter Arm und rechtes Bein

heben, AA nach oben aufrehen. Dann das gleiche links.

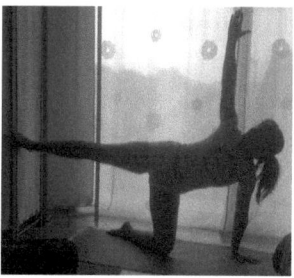

Zurück in den Vierfüßlerstand. Ausatmend die Zehen aufstellen und das Gesäß nach oben strecken →

Komme so in den Hund.

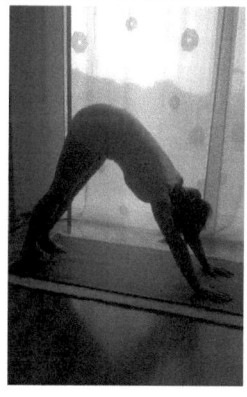

Dann strecke Dein rechtes Bein nach oben aus und führe es mit einer AA nach vorne zwischen die Hände in die Startstellung. Richte Dich auf.beide Arme nach oben geben – Heldin I.

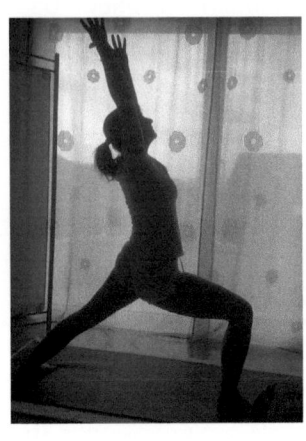

Danach die Arme senken, ein Arm nach vorne, der andere nach Hinten – Heldin II , von hier den hinteren Arm am Bein entlang nach unten gleiten lassen, die andere Hand zeigt nach oben => friedvolle Heldin

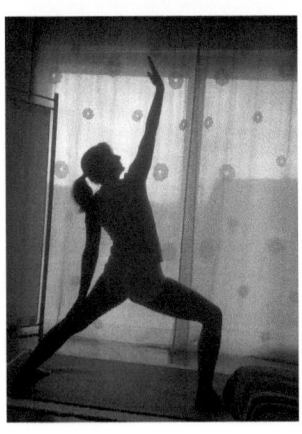

Über Heldin II zurück in den Hund, das andere Bein strecken und die Helden-Haltungen zur anderen Seite durchführen. Über den Hund zurück in den Vierfüßlerstand und nachspüren. Mache diese Abfolge mindestens dreimal zu jeder Seite.

☙ ❧

In anstrengenden Zeiten benötigen wir auch immer wieder Kraft zum weitermachen. Gerne erzähle ich Dir hierzu erst einmal eine kleine Geschichte:

Von der Last des Lebens...

Ein alter Beduine war krank und zweifelte am Sinn des Lebens. Eines Tages kam er in einer Oase an einem jungen, noch kleinen Palmenbaum vorbei. Frustriert und deprimiert wie er war, nahm er einen dicken Steinbrocken und legte ihn der jungen Palme mitten auf die Blattkrone und dachte gehässig: "Soll auch sie sehen, wie sie damit fertig wird." Die junge Palme versuchte, die Last abzuwerfen. Sie wiegte sich im Wind und schüttelte ihre jungen Wedel. Doch – vergebens. Also begann sie, tiefer und fester in den Boden zu wachsen, um stärker und kräftiger zu werden. Und wirklich: ihre Wurzeln erreichten neue Wasseradern. Die Kraft des Wassers aus der Tiefe und die der Sonne vom Himmel machten sie zu einer außerordentlich starken Palme, die auch den Stein im Weiterwachsen mittragen konnte.

Nach Jahren kam der alte Beduine wieder, um nach dem Baum zu sehen. Da sah er eine besonders hochragende Palme und in der Krone trug sie den Stein. Und wie sie sich im Wind neigte, schien sie ihm zu sagen: "Ich muss dir danken! Die Last hat mich über meine Schwäche hinauswachsen lassen."

ɔϚ ʚɔ

<u>Übungsreihe zum Spüren der eigenen Kraft</u>

1. Beginne im Stand. Die Füße hüftgelenkbreit. Die Hände sind vor der Brust in der Grußhaltung gefaltet. (Anjali Mudra) Das Becken leicht nach vorne kippen, so dass sich der Rücken fast schon von allein aufrichtet. Stelle Dir vor an Deinem Scheitel sei ein unsichtbarer Faden, der Dich nach oben zieht. Gönne Dir einen Moment der Ruhe und sammle Dich.

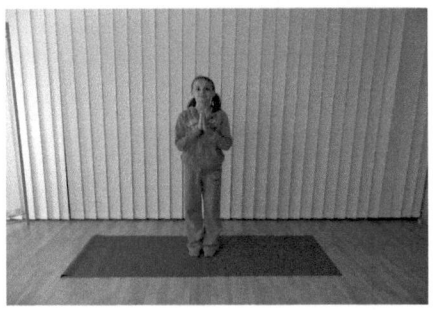

2. Einatmend (E) führe die Arme nach oben, komme in eine kleine Rückbeuge.

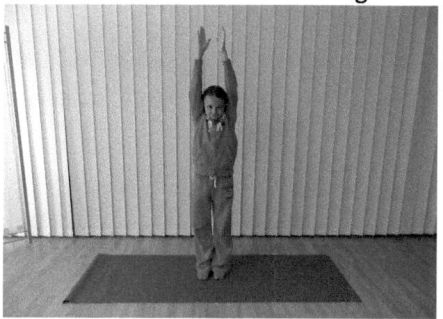

3. Ausatmend (A) zurück in die Ausgangshaltung.

4. Einatmend den rechten Fuß nach hinten führen und etwas ausstellen. Das linke Bein ist etwas gebeugt, das Kniegelenk über dem Fußgelenk (!!!)

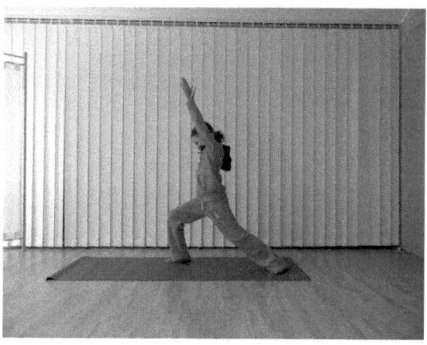

5. Ausatmend gut ausrichten.

6. Einatmend beide Arme nach oben führen, kleine Rückbeuge => Heldin 1

7. Ausatmend die Arme nach unten führen. Hände neben den Füßen aufstellen, eine Vorbeuge.

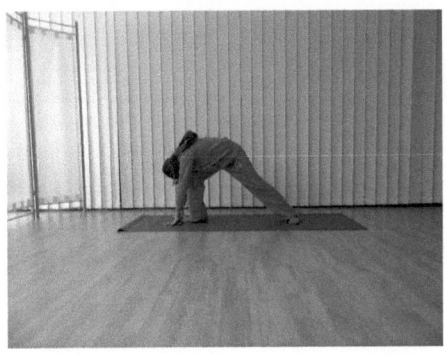

8. Einatmend Hände hinter dem Rücken zusammenführen und sich so wieder nach oben ziehen.

9. Ausatmend halten. Einatmend zurück in die erste Heldenhaltung.

10. Ausatmend Arme auseinander führen. (Zweite Heldenhaltung)

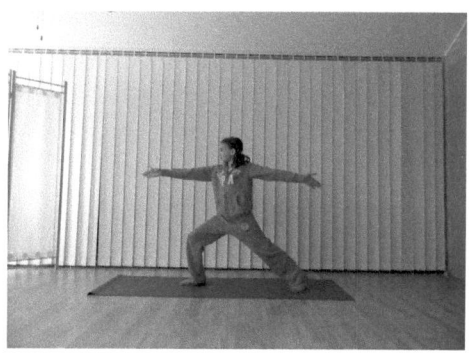

11. Einatmend Fuß zurückstellen und in die Ausgangshaltung kommen. Zur anderen Seite wiederholen.

Diese Übungsreihe begleite ich gerne mit Affirmationen um deren mentale Wirkung zu verstärken. Mir helfen sie sehr, deshalb möchte ich sie noch anhängen. Da ich eine Frau bin, sind sie in der weiblichen Form abgefasst. Ich hoffe, „Mann" stört sich nicht daran.

1. Ich mache mich auf den Weg, nehme meine Kraft wahr.
2. Erscheine als Heldin (6)
3. Die Niederlagen hin nimmt
4. Und sich aus eigener Kraft wieder nach oben zieht.
5. Wieder zur Heldin wird.
6. Sich (neu) ausrichtet auf ihr Ziel.

7. Und immer wieder ihre Eigenschaften des Mutes, der Kraft und des Vertrauens auf dem Weg wahrnimmt.

ಜ ಜಿ

Anti-Stress-Übungsreihe

Wir beginnen wieder im aufrechten Stand, kommen erst einmal ins „Lot" Die Füße hüftgelenkbreit. Die Hände sind vor der Brust in der Grußhaltung gefaltet. (Anjali Mudra) Das Becken leicht nach vorne kippen, so dass sich der Rücken fast schon von allein aufrichtet. Stelle Dir vor an Deinem Scheitel sei ein unsichtbarer Faden, der Dich nach oben zieht. Gönne Dir einen Moment der Ruhe und sammle Dich.

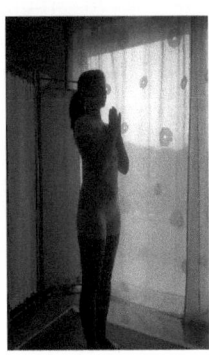

1. Seitdehnung. Mit der Einatmung den rechten Arm nach oben führen, ausatmend nach links neigen, einatmend halten und ausatmend in

die Ausgangshaltung zurückkehren. Nach fünf Mal kurz innehalten und nachspüren. Nun das gleiche mit links und nach fünf Mal ebenfalls kurz nachspüren.

2. Rückbeuge. Einatmend (EA) führe die Arme nach oben, komme in eine kleine Rückbeuge.

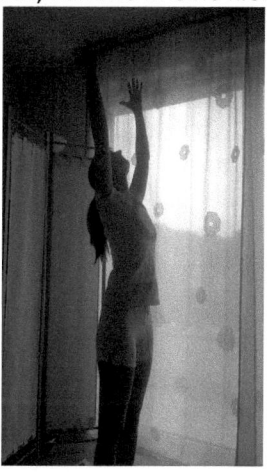

3. Vorbeuge. Ausatmend die Arme über die Seite nach unten führen, Knie dabei eventuell leicht anwinkeln, damit es angenehmer für den Rücken wird. Hände neben den Füßen aufstellen.

4. halbe Vorbeuge. Mit einer Einatmung die Knie durchstrecken, die Hände auflegen und sich in einer halben Vorbeuge aufrichten.

5. Ausatmend komme zurück in die Vorbeuge.

6. Übergang Vierfüßlerstand, Katze /Kuh dabei ein Knie nach dem anderen auflegen. Im Vierfüßlerstand die Handgelenke unter den Schultergelenken und die Knie unter den Hüftgelenken positionieren. Ausatmend vom Becken ausgehend den Rücken aufrollen.

7. Hund, genüsslich dehnen. Hierzu im Vierfüßlerstand mit einer Ausatmung das Gesäß nach oben schieben. Abwechselnd rechte und linke Ferse zu Boden führen.

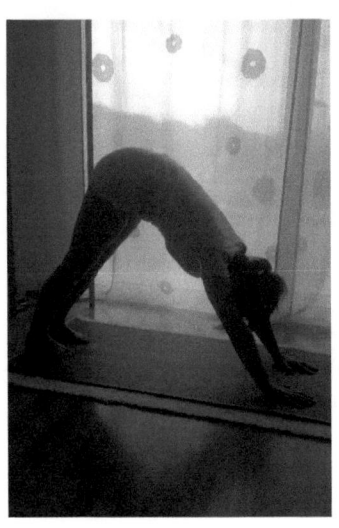

8. Katze (siehe oben)

9. Wir spüren in der Kindshaltung (Yoga Mudra) nach. Im Fersensitz nach vorne beugen, die Arme lang ausstrecken und entspannen. Wahlweise einen Fäusteturm machen um den Kopf höher zu halten oder die Arme neben dem Körper ablegen.

10. Fersensitz, hierzu aus Yoga Mudra das Kinn Richtung Brust führen und sich langsam aufrichten.

11. Drehsitz: Einatmend aus dem Ferssensitz beide Arme nach oben führen. Ausatmend nach rechts drehen, die linke Hand aufs rechte Knie und die rechte Hand hinter dem Körper ablegen. Der Blick folgt soweit wie möglich. Der Rücken bleibt gerade und auf dem Kopf balancieren wir ein unsichtbares Buch, welches nicht herunterfällt. Zur anderen Seite wiederholen.

12. Nachspüren im Kind (9)

ಜ ಬಿ

<u>Weitere Übungen zum Entspannen:</u>

Bei nachfolgenden Übungen bekommen wir den Kopf erstaunlich schnell frei. Schon nach kurzer Zeit werden Verspannungen gelöst und neue Energie getankt. Das Geheimnis dabei ist die aktive Entspannung.

Wichtig ist dabei tiefes und bewusstes Atmen. Der Atem funktioniert als Anti-Tempomacher, denn die Übungen werden im langsamen Atemrhythmus oder für eine bestimmte Zahl von Atemzügen absolviert. Der Atem ist dabei wie das Meer - er Atem fließt gleichmäßig und ruhig wie eine Welle, die sanft in deine Lunge hinein- und herausströmt.

In Rückenlage:

1. Dehnen, räkeln, strecken

2. Atemdialog, hierbei einatmend den rechten Arm über oben nach hinten ablegen, gleichzeitig den linken Arm nach unten neben dem Körper ablegen. Ausatmend halten und einatmend die Arme wechseln. Einige Male wiederholen

3. Halbmond, immer noch in Rückenlage einatmend beide Arme über dem Kopf ablegen. Ausatmend mit geschlossenen Beinen nach rechts wandern. Einatmend so bleiben und mit einer weiteren Ausatmung mit den Armen ebenfalls zur rechten Seiten „wandern". Einige Atemzüge verweilen,

langsam auflösen. Nachspüren und dann zur anderen Seite wiederholen. Am Ende ebenfalls nachspüren.

4. Schulterbrücke, Variante mit den Armen. In Rückenlage Beine nahe beim Gesäß aufstellen. Die Arme liegen neben dem Körper. Ausatmend den Rücken Wirbel für Wirbel von der Unterlage lösen und die Arme über oben nach hinten führen. Einatmend halten. Ausatmend Wirbel für Wirbel zurückkehren in die Ausgangshaltung.

5. Krokodil (siehe weiter vorne)

6. Apanasana zum Ausgleich

☙ ❧

Dies waren nun einige Übungsvorschläge, um den körperlichen Auswirkungen von Stress etwas entgegenzusetzen. Indem wir über den Körper gezielt Impulse setzen, gelingt es uns aus dem Zyklus auszusteigen, ihn zu durchbrechen. Umso bewusster uns der Vorgang ist, desto schneller werden wir hier Erfolge verbuchen können. Wenn wir den Körper als Anker im Hier und Jetzt begreifen, wird unser Körper unser Gefährt durch unser Leben. Nur mit ihm sind wir in der Lage , an diesem Leben hier auf der Erde teilzunehmen. Auch wenn er aktuell noch der Quell der Sorge, Befindlichkeitsstörungen und vielleicht sogar Schmerzen ist, so kann er uns doch Lehrmeister und Stütze werden, mit den Herausforderungen und Rückschlägen auf eine heilsame, nährende und achtsame Art und Weise umzugehen und nicht an ihnen zu zerbrechen.

ɞ ʚ

Im nächsten Kapitel geht es um den Atem. Wir erfahren grundsätzliches zu diesem Thema. Seine Wichtigkeit für unser Leben, aber auch, wie wir ihn beeinflussen können, um auf diesem Weg ebenfalls den Kreislauf des Stresses zu durchbrechen. Den bei flachem Atem wird zum Beispiel das Antriebshormon Adrenalin vermehrt produziert. Tief in den Bauch zu atmen reduziert die Adrenalinproduktion dagen wieder.

Sich des Atems im Alltag immer mal wieder bewusst zu werden, kann uns auch helfen, uns in uns zu zentrieren, mehr Raum zu bekommen und in unsere Balance zurückzufinden.

Der Atem spielt somit in allen Bereichen unseres Lebens eine wichtige Rolle. So wurden auch in diesem Kapitel bereits alle Übungen mit der Atmung verbunden. Bei Pilates gehört er sogar zu den grundlegenden Prinzipien, was wiederum sein Wichtigkeit betont.

Kapitel 3 - Atmung

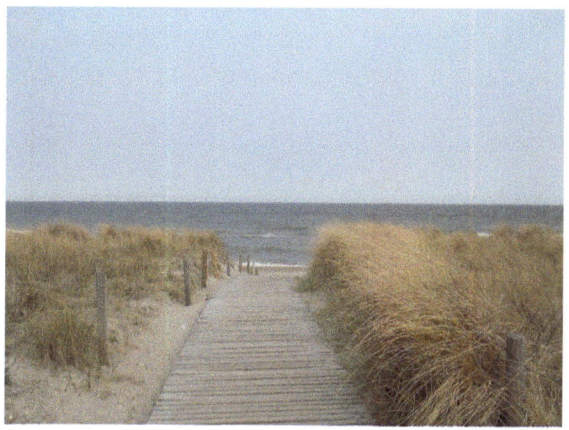

In diesem Kapitel lernen wir den Ausstieg aus dem Stresszyklus über den Atem, indem wir ihn beruhigen und wie auf der vorigen Seite geschrieben durch die tiefere Atmung die Adrenalinproduktion reduzieren.

Gerade durch die Praxis von Yoga & Pilates können wir ein besseres Verständnis von unserem Atem entwickeln. Atemprozesse sind sehr individuellen Veränderungen unterworfen. Unser Atem verändert sich entsprechend dem Zustand des Geistes und unserer körperlichen Verfassung. Die Veränderungen in unserem Geist und körperlicher Funktionen werden wiederum durch innere und äußere Form beeinflusst.

Das Wissen, das wir durch das Üben der im vorigen Kapitel beschriebenen Abfolgen über unseren Atem gewonnen haben, bildet die Grundlage für die Praxis von Pranayama. Dies ist der Sanskritname für das „Atemlenken" im Yoga. Diese Philosophie verhilft uns zu einem tieferen Verständnis der Atemvorgänge, weshalb ich hier nun weiter darauf eingehe.

> *Pranayama bedeutet das Unterbrechen*
> *unbewusster Atemmuster,*
> *das ist erst dann möglich,*
> *wenn die Praxis von Asana in einem gewissen*
> *Maß beherrscht wird.*
> *(Sutra 2.49.)*

Pranayama ist die bewusste Regulierung des Atems. Durch diese Regulierung werden unbewusste Atemmuster unterbrochen und ersetzt. Dies ist nach der Bewegung und Haltungsänderung die nächste Möglichkeit aus dem Stresszyklus auszusteigen. Indem wir unseren Atem kennenlernen und bewusst beruhigen, wird auch der Geist ruhiger und dieser Zyklus durchbrochen. Denn der Atem ist der Spiegel unserer Seele. Er zeigt immer ganz deutlich wie es uns gerade wirklich geht.

> *Atem ist unser wichtigstes Lebenselexier für*
> *Körper, Geist und Seele.*
> *Kennst du deinen Atemrhythmus?*
> *Er ist der Rhythmus deines Lebens!*
> *(unbekannt)*

Wusstest Du schon, dass...

... der Sauerstoff in der Medizin den wichtigsten Platz einnimmt?

... du mit einem langsamen tiefen Atemzug sechs- bis zehnmal mehr Luft aufnehmen kannst, als mit einem normalen flachen?

... unser Gehirn 80 % des eingeatmeten Sauerstoffs verbraucht?

... du den Reinigungsprozess deines Lymphsystems durch bewusstes und richtiges Atmen um mehr als das Zehnfache beschleunigen kannst?

... das Zwerchfell der größte Muskel des Körpers ist?

... wir von ca. 750 Millionen Lungenbläschen im Schnitt nur jedes zwanzigste benutzen?

... 70% aller Abfallstoffe des Körpers über den Atem ausgeschieden werden? Weitere 20% werden über die Haut und nur 10% über Ausscheidungen des Verdauungstrakts entsorgt.

Insgesamt tun wir es mehr als 20 000-mal täglich und denken trotzdem kaum an das Atmen. Dabei können wir durch gezielte Atem- und Bewegungsübungen positiven Einfluss auf unseren Stoffwechsel und unser Herz-Kreislauf-System nehmen.

"Bei jedem Atemzug stehen wir vor der Wahl, das Leben zu umarmen oder auf das Glück zu warten."
Andreas Tenzer, www.zitate-aphorismen.de

Der Blutkreislauf versorgt den Organismus mit allem, was man zum Leben braucht. Die Atmung bringt den Sauerstoff ins Blut: pro Tag 500 Liter, die mit dem Blut zu den Zellen befördert werden. Ruhiges Atmen verhindert Blockaden, die durch starke Emotionen und erhöhte Anspannung entstehen. Aber unter Stress aber atmet der Mensch automatisch flacher und gepresster. So gelangen nur etwa 7 bis 10 Liter Luft über den Blutkreislauf zu den Organen. Mit einer gezielten Bauchatmung kann man bis zu 75 Liter Luft aufnehmen und unser Lymphfluss wird angeregt. Da wir über unsere Atmung 70% unserer Stoffwechselprodukte ausscheiden (siehe weiter oben im Text), können wir durch die Atmung unseren Organismus entsäuern!

Das Achthaben auf den Atem macht uns auch Begierde, Aversion und Unwissenheit bewusst und kann dadurch zu ihrer Überwindung beitragen. In unserer Atmung spiegelt sich unsere Gemütsverfassung: Ist der Geist friedvoll und ruhig, wird der Atem sanft und regelmäßig sein; stellt aber irgendetwas Negatives sich ein, sei es Zorn, Hass, Furcht oder Leidenschaft, wird der Atem rau, schwer und schnell. So macht unser Atem uns auf unseren Gemütszustand aufmerksam und schafft einen Ansatzpunkt, von dem aus wir ihn beeinflussen können.

Bercholz/Chödzin, Ein Mann namens Buddha

Das Zitat macht uns bewusst, wie wichtig die Achtsamkeit auf den eigenen Atem ist. Atmen ist uns so selbstverständlich geworden, dabei können wir nur ca. 3 Minuten ohne zu atmen weiterleben. (Im Vergleich zu 40 Tagen ohne Essen und ca. 3 Tagen ohne Flüssigkeit.)

Einen optimalen Atemrhythmus können wir bei einem Baby beobachten. Es atmet tief und gleichmäßig, der Bauch hebt und senkt sich, die Seiten bewegen sich mit. Schultern und Nacken bleiben locker und entspannt. Mit einer optimalen Atemtechnik kommen wir auf die Welt und verlernen sie dann meist im Lauf der Jahre. Häufiges Sitzen und unbequeme Kleidung zwängen Bauch und Zwerchfell ein. Weil wir uns zu wenig bewegen, atmen wir immer flacher. Stress und Anspannung schnüren uns die Luft ab, Angst raubt uns den Atem. Wir nutzen nicht die Kapazität, um unsere Lunge zu füllen und atmen nicht komplett aus.

Ich kann es nicht oft genug schreiben: Eine ruhige und effektive Atmung ist das beste Rezept für körperliches und seelisches Wohlbefinden. Eine tiefe Bauchatmung stimuliert die inneren Organe, sie verbessert Durchblutung, Zellstoffwechsel, Immunabwehr und Verdauung. Die Atmung wirkt direkt auf die Psyche: Stress zum Beispiel zeigt sich meist mit unregelmäßigem oder beschleunigtem Rhythmus. **Umgekehrt ist es fast unmöglich, in**

Stress zu geraten, wenn man bewusst ruhig atmet. Eine ruhige Atmung und Stress schließen sich somit gegenseitig aus.

Durch eine ruhige Atmung kann sich der Körper also entspannen und der Geist wird klar. Der Geist folgt dem Atem, und umso tiefer und langsamer der Atem, umso ruhiger ist auch der Geist. Atemübungen, im Yoga „Pranayama" genannt, versorgen den Körper mit Sauerstoff und universeller Lebenskraft, genannt Prana. Erlebe mit Deinem Atem verbunden zu sein und Schritt für Schritt mit jeder Atemübung aufmerksamer zu werden.

"Das Kraut des Internisten und das Messer des Chirurgen heilen von außen, der Atem heilt von innen." (Paracelsus)

Dieses Kapitel schließt somit auch nahtlos an das voran gegangene an. Wir können uns noch so gut ernähren, wenn wir falsch atmen, werden die Nährstoffe nicht genügend aufgenommen, bzw. im Blutkreislauf transportiert. So wenden wir uns nun mit vielen Übungen dem Atem zu und erfahren hier nebenbei noch etwas mehr über uns selbst. In diesem Kapitel geht es aber in erster Linie darum über einen ruhigen Atem aus dem Stresszyklus auszusteigen. Ruhiger zu werden. Wir werden erfahren, dass „Leben Atem ist und unser Atem eine powervolle Energie darstellt. Damit versteht sich von selbst, welche Rolle der Atmung zukommen sollte. Auch wenn wir schnell unseren Energiepegel steigern wollen, brauchen wir nur die Naturkraft unserer Atmung. Leider vergessen wir immer wieder, uns an diese machtvolle Energie anzuschließen.

Schon mit einem kleinen Aufwand können wir einen großen Effekt erzielen. Dazu stellen wir uns vor über den bewussten Atemstrom Lebensenergie aufzunehmen. Dadurch können wir uns gleich besser fühlen, da der Atem eine Kraft ist, die alles Schwere leicht macht. Bei allen Atemübungen bringen wir die Gesamtlunge zur vollen Leistung und gewinnen dabei mehr Gelassenheit und Gesundheit. Wir optimieren beruflich und persönlich Ausdauer und Leistungsfähigkeit. Befreien uns von Blockaden, festgehaltenen Ängsten und lassen Spannungen los. Die Atemmuskulatur wird dabei gekräftigt und die Bauchmuskulatur gestärkt. Am herausragendsten ist jedoch: Auch die bewusste Atmung verändert Deine Körperhaltung und innere Lebenskraft. Du stärkst Deinen Selbstwert und hast mehr Spannkraft und Lebensfreude. Du fühlst Dich einfach vitaler. Mach Dir bewusst: Wir sind abhängig von unserer Atemfähigkeit, von den frei werdenden elektrischen Kräften in uns, die sich in uns ausdehnen und unsere Zellen in Gehirn und Nervensystem mit Sauerstoff versorgen. Wir sind abhängig von einer geregelten Blutzirkulation durch vollkommene Lungentätigkeit, abhängig von der Ausdehnungsfähigkeit des Zwerchfells, abhängig von der rhythmischen Verteilung des Blutes durch das Herz.

Prinzipiell unterscheiden wir die äußere und innere Atmung. Die äußere Atmung regelt den Austausch von Sauerstoff und Kohlendioxid, ein Abfallprodukt des Stoffwechsels in der Lunge. Die innere Atmung findet in den Körpergeweben - Körperzellen statt. Also Orte, wo Sauerstoff - der mit dem Blut aus der Lunge transportiert wird und alle Zellen mit Energie versorgt - und Kohlendioxid ausgetauscht werden.

Stressfaktoren aller Art verursachen Aufruhr im physischen Körper, stören dadurch den normalen Fluss der Körperelektrizität und behindern die Zirkulation der Lebensenergie. Die Atmung wirkt sich sofort auf die Psyche aus und zeigt meistens einen unregelmäßigen oder beschleunigten Rhythmus. Es kommt zu „Blockaden oder zu Stauungen", die so rasch wie möglich erkannt und aufgelöst werden sollten. Bedenke, dass bei jedem „Gefühlssturm und jeder Stress-Reaktion" das sogenannte „autonome Nervensystem" beschleunigt wird. Es kommt zu Aufregung und vielleicht sogar Agressionen. Das muss jedoch nicht sein. Viel gesünder ist es, sich an die eigene Energie anzuschließen und die aufstauenden elektrischen Kräfte loszulassen. Hektik und Atemlosigkeit machen auf Dauer wie bereits erwähnt, nur krank. Daher atme mehrmals tief durch, noch besser, brülle die Atmung aus. Das tut Deiner Gesundheit und vor allem Deinem Herzen, das bei jeder Stressattacke und Aufregung leidet, sehr gut. Nur wenn Du während stürmischen Zeiten, Gefühlsturbulenzen, Ängsten oder Stressattacken

Deine Aufmerksamkeit auf die Atmung lenkst, beruhigt sich Dein innerer Zustand und Dein Nervensystem braucht nicht mehr Achterbahn zu fahren. Wenn Du einen einfachen Weg aus dem Stresszyklus suchst und den Alltag gesund und mit heiterer Gelassenheit managen willst, dann entlade den elektrischen und emotionalen Stau und greife immer wieder zu der Holzfälleratmung, die im weiteren Verlauf des Kapitels noch näher erläutert wird. Diese nimmt schon mal viel Luft raus. Du entlädst Deinen Gefühlssturm und löst Dich stets von der belastenden Elektrizität in Deinem Körper indem Du die unangenehmen Begleiter auf den Laut „Ha" deutlich hörbar einfach ausatmest.

3.1 Wie atmet man richtig?

Du solltest stets durch die Nase ein- und durch den Mund ausatmen. Der Nasen- und Rachenraum ist ein kompliziertes Windkanalsystem aus Kammern, Flimmerhärchen und Schleimhäuten. Dort wird die Luft gereinigt, erwärmt und angefeuchtet bevor sie in die Lunge strömt.

In der Regel wird Pranayama in einer für uns angenehmen und aufrechten Sitzhaltung praktiziert. Zudem ist es sinnvoll die Atemräume selbst durch Körperübungen als Vorübung zu weiten.

<u>Übungen um die Atemräume zu weiten:</u>

1. Aufwärmübungen für Nacken und Schultern

Um richtig atmen zu können, benötigen wir ein weiches und elastisches Zwerchfell. Die folgenden Übungen sind nützlich, um die Atemmuskulatur zu trainieren und auf die Übungen vorzubereiten. Auch die Übungen des vorangegangen Kapitels zum Schulter/ Nacken Bereich können hier wieder eingesetzt werden. Eine Auswahl dieser Übungen sollte immer als Aufwärmübungen verwendet werden.

1. Setze Dich bequem im Schneidersitz hin, halte den Rücken gerade und atme ruhig. Jetzt die Arme horizontal anheben und die Ellbogen 90 ° abwinkeln, sodass die Unterarme senkrecht nach oben zeigen. Mit der Ausatmung führst Du die Arme vor der Brust zusammen und mit der Einatmung ziehst Du sie nach außen, damit der Brustkorb sich dehnt und die Schultern geöffnet werden. Fünf bis zehn Mal ausführen.

2. Lehne Dich zur Seite, stütze Dich mit einem Arm am Boden ab und strecke den anderen über den Kopf, damit die Flanken gedehnt werden. Wichtig ist, dass die Sitzknochen am Boden bleiben. Dehne Dich bis in die Fingerspitzen und ziehe den Arm lang. Dann atme ein, bringe den Körper zurück zur Mitten und dehne Dich mit der Ausatmung zu anderen Seite. Mehrmals auf beiden Seiten wiederholen.

3. Zeichne mit der Nase eine „8" in die Luft, es kann eine liegende oder eine stehende 8 sein. Die Nase

wird fünf Mal in jeder Richtung geführt; dadurch wird die Nackenmuskulatur gelockert.

4. Verschränke die Hände hinter dem Rücken und drehe die Handflächen nach außen. Dann atme tief ein und hebe den Kopf. Jetzt ausatmen und den Oberkörper nach vorne beugen. Gleichzeitig werden die Arme so hoch wie möglich gehoben und der Kopf sinkt nach vorne. Halte die Luft für einen Moment an, dann atme ein und komme in eine aufrechte Position zurück. Die Übung kann drei bis fünf Mal wiederholt werden, ohne dabei die Finger zu lösen. Der Kopf wird leicht gebeugt, die Arme über den Kopf gehoben und dann biegt man die Ellbogen ab und legt die Handflächen links und rechts neben der Wirbelsäule auf die Schulterblätter. Die Ellbogen zeigen nach oben, die Schultern bleiben gesenkt und entspannt. Atme ruhig, ohne Geräusch oder Muskelanspannung. Die Position wird für ein bis zwei Minuten gehalten. Dann die Arme herunter nehmen, sich entspannen und eine Minute normal atmen. Diese Übung wird mindestens fünf Mal ausgeführt. Sie trainiert die Arme, Schultern und Nacken, öffnet den Brustkorb und bringt Energie in den gesamten Bereich. Diese Übung kann innere Hitze im Körper erzeugen, was ein Zeichen für die Reinigung des Körpers ist.

5. Fahnenstange
Diese Übung wird im Stehen ausgeführt und ist auch eine gute Morgenübung, um in Schwung zu kommen und eine gesunde Wirbelsäule zu pflegen. Die Füße sind etwas mehr als hüftgelenkbreit auseinander, die

Arme und Schultern sind entspannt. Drehe den Oberkörper von einer Seite zur anderen und schaue wenn es Dir möglich ist, über die jeweilige Schulter. Diese Bewegung, die einer Fahne im Wind gleicht, dreht die Wirbelsäule von der Basis bis zur Krone des Kopfes. Man lässt die Arme an den Körper schlagen, ohne sie durch Schulterspannung zu kontrollieren. Nach sechs bis zehn Umdrehungen kann man die Bewegung durch das Anheben einer Fußsohle dynamischer machen und vertiefen. Die Arme können dabei frei fliegen, die Bewegungskontrolle erfolgt aus dem Körperzentrum heraus. Es kann vorkommen, dass Dir während der Übung schwindlig wird. In diesem Fall beende die Bewegung und konzentriere Deinen Blick auf einen Punkt gerade vor Dir. Menschen, die an einem akuten Bandscheibenvorfall leiden, können diese Übung als hilfreich empfinden, dürfen sich aber nicht soweit drehen, dass sie Schmerzen im Rücken verspüren.

ಐ ಙ

3.2 Atemübungen

Nach diesen Körperübungen nun noch abschließend eine kurze Definition, wie der Atem und die Atemübungen im Yoga definiert werden, bevor ich zur klassischen Praxis übergehe. (Bei Pilates ist Atmung eine der wichtigsten Prinzipien und spielt bei jeder Übung eine Rolle. Deshalb wird hier nicht noch einmal darauf eingegangen.)

Pranayama ist das vierte Glied des Raja Yoga und bezeichnet die Zusammenführung von Körper und Geist durch Atemübungen.

„Prana" ist eine Bezeichnung für die Lebensenergie „Ayama" kann mit „kontrollieren" oder auch mit „erweitern" übersetzt werden. Der Begriff „Pranayama" bezeichnet also die bewusste Regulierung und Vertiefung der Atmung durch Achtsamkeit und beständiges Üben. Da die Atmung Träger der Lebensenergie ist, kann man Prana auch mit „Atem" übersetzen – im ursprünglichen Gebrauch hat der Begriff jedoch ein größeres Bedeutungsspektrum. Eine fortdauernde Konzentration auf die Vorgänge der Atmung und bewusst ausgeführte Atemtechniken können die Prozesse des Bewusstseins beeinflussen. Alle Atemschulen sehen in der Einatmung die Möglichkeit, sich dem Leben und neuen Erfahrungen zu öffnen. In einem tiefen und vollen Atemzug steckt die Bereitschaft sich dem Leben mit allen seinen Herausforderungen mutig zu stellen. Jede Ausatmung wiederum ist eine Einladung altes und verbrauchtes loszulassen.

Es gibt über 50 spezifische Pranayamatechniken und Formen, dazu gehören:

- Anuloma Pranayama – „Wechselatmung", auch unter dem Namen Nadi Shodhana („Nadi-Reinigung") bekannt.

- Bhastrika Pranayama – „Blasebalgatmung", im Kundalini-Yoga auch Agni Prasana („Feueratmung") genannt.

- Bhramari Pranayama – „Summen der Bienen" – Beim Ausatmen wird gesummt.

- Kapalabhati Pranayama – „leuchtender Schädel", eine Reinigungstechnik (Shatkriya).

- Sama Vritti Pranayama – „Gleichmäßige Atmung" – alle Anteile der Atmung (Einatmung, Ausatmung und Atemanhaltung werden gleich lang gehalten).

- Shitali Pranayama – „Abkühlende Atmung" – durch den Mund ausgeführte Technik, bei dem die Zunge zusammengerollt wird.

- Shitkari Pranayama – „Abkühlende Atmung" – durch den Mund ausgeführte Technik, für Menschen, die die Zunge nicht zusammenrollen können.

- Surya Bhedana Pranayama & Chandra Bhedana Pranayama – Einseitige Ein- und Ausatmung, rechts begonnen wird es mit der Sonne (Surya) identifiziert und links begonnen mit dem Mond (Chandra).

- Ujjayi Pranayama – auch „Engeatmung" oder „Ozeanisches Atmen" genannt.

HYP II. 2 Ist der Atem unruhig, so ist es auch der Geist. Ist der Atem ruhig, so ist es auch der Geist

Die Atmung ist die einzige reflexbedingte organische Aktivität, die auch bewusst von unserem Willen gesteuert werden kann. Da Atmung und Herzschlag im Verhältnis 1: 4 miteinander verbunden sind, ist es möglich, durch bewusste und tiefe Atmung den Herzschlag gezielt zu verlangsamen. Ein indischer Yogi misst seine Lebenszeit nicht in Jahren, sondern in Atemzügen. Er folgt damit der Ansicht, jedem Menschen stehe nur eine bestimmte Anzahl von Atemzügen zur Verfügung, sind diese getan, stirbt er. Wer langsamer atmet, wird demnach länger leben. Dies macht medizinisch durchaus Sinn, denn ein langsamer Herzschlag gibt dem Herzen mehr Zeit zu rasten und es kann sich besser erholen und länger effektiv arbeiten. Über die Atmung gewinnen wir auch Einfluss auf den Geist. Er beruhigt sich, wird regeneriert, gewinnt Klarheit und wird auf eine höhere spirituelle Ebene gehoben. Die Regulierung des Atems harmonisiert Körper und Geist, Blockaden lösen sich und Energie (= Prana) fließt ungehindert durch den Körper; ein energetisches Gleichgewicht stellt sich ein.

Hier eine Auswahl an einfachen Atemübungen, die nun näher erläutert wird und auch ohne Anleitung eines Lehrers gut zuhause nachvollziehbar sind. Für viele Übungen werden dabei spezielle Handhaltungen, sogenannte Mudras benutzt. Der ganze

Körper, auch die Finger, sollten in einer bequemen, aber konzentrierten Position gehalten werden. **Chin Mudra** ist dabei das Gängigste. Es wird für die Hand verwendet, die während der Übung keine Aufgabe hat, und ist auch eine klassische Handhaltung für Meditationsübungen. Daumen und Zeigefinger bilden dabei einen Ring, die Spitzen berühren sich sanft. Die Hände ruhen auf den Oberschenkeln oder auf den Knien. Wenn die Finger nach oben zeigen, wird Energie aus dem Universum bezogen. Weisen sie nach unten, verbindet man sich mit der Kraft der Erde, Körper und Geist verankern sich. Die Ellbogen befinden sich nahe am Körper und die Schultern sind locker. **Vishnu Mudra** wird traditionell mit der rechten Hand geformt. Zeige- und Mittelfinger sind abgebogen und berühren dabei die Handfläche. Bei Übungen wie Nadi Shodhana weiter unten wird mit dem Daumen das rechte Nasenloch verschlossen und das linke mit dem Ring- und kleinem Finger. Bei fortgeschrittenen Übenden wird ein Nasenloch ganz und das andere teilweise verschlossen. Das erlaubt eine noch größere Feinabstimmung des Atems.

1. Feueratem: Sauerstoffgehalt Aktiviert das »Sonnengeflecht«, erhöht den im Blut und stärkt das Zwerchfell. Aufrecht sitzen, der Nacken ist lang. Durch die Nase sehr schnell ausatmen (maximal eine viertel bis eine halbe Sekunde) und doppelt so lange einatmen. Beim Ausatmen die Luft kräftig ausstoßen und den Bauch so weit wie möglich zur Wirbelsäule ziehen. Der Brustkorb bleibt entspannt. Dann den Bauch locker lassen - die Einatmung kommt ganz von

selbst. Zu Beginn ca. 1 Minute, später eventuell auch länger

2. Duftatem: Verbessert die Durchblutung im Gehirn, erfrischt und macht wach. Mit Daumen und Zeigefinger von der Nasenwurzel aus mehrmals über den Nasenrücken streichen. Dabei kräftigen, aber kurzen Druck mit den Fingern geben, sodass man den Nasenrücken spürt. Dann Arme und Hände entspannen und den Atem kommen lassen, als atme man einen angenehmen Duft ein. Spüren, wie der Atem ganz sanft direkt unter dem Nasenrücken ein- und ausströmt. Empfehlung: 5-10 Atemzüge.

3. Fingeratem:
Vertieft die Atmung, weckt neue Kräfte.
In entspannter, aufrechter Körperhaltung alle zehn Fingerkuppen für zehn Atemzüge aneinander drücken. Fingerkuppen aneinander legen und nicht nur mit den Fingerspitzen drücken. Der Druck sollte nicht zu stark und nicht zu zart sein. Mehrmals wiederholen.

4. Wechselatmung: Nadi Shodana
Regt die Nasenatmung an. Fördert die Konzentration und führt zu innerer Ruhe.

Der Hintergrund: Unsere Atmung wechselt in einem natürlichen Rhythmus nach 110 Minuten von dem linken Nasenloch auf das rechte und umgekehrt. Auf diese Weise werden beide Seiten des Körpers abwechselnd mit Energie versorgt, im Gleichgewicht gehalten und in Einklang gebracht. Das dürfte vor allem positive Auswirkungen auf die unterschiedlichen Aufgaben der beiden Hemisphären im Gehirn haben, die als Team arbeiten, um ihre komplexen Aufgaben zu bewältigen. Atmet man nur durch eine Seite ein, wird die entsprechende Seite des Gehirns und des Körpers aktiviert und intensiver mit Prana versorgt. Durch den Körper laufen nun Energiebahnen (sogenannte Nadis), in denen das Prana transportiert wird. Sie haben keine physiologische Existenz, wohl aber eine energetische und sind häufig nicht durchlässig. Von den gedachten 72.000 dieser Nadis dominieren Ida und Pingala. Ida beginnt im linken Nasenloch und Pingala im rechten. Im oberen Teil der Nase befinden sich links und rechts gehäuft Nervenzellen, die durch die Atmung aktiviert werden. Von hier ausgehend laufen Ida und Pingala entlang der Wirbelsäule hinunter bis ins Becken. Ida wird eine erfrischende Wirkung zugeschrieben, während Pingala den Körper erwärmt. Über die beiden Nadis wird wechselseitig jeweils eine Gehirnhälfte verstärkt mit Prana versorgt. Sind Ida und Pingala ausgeglichen, gleichen sich auch alle anderen Aspekte des Körpers aus. Manchmal ist diese Balance durch ein blockiertes Nasenloch gestört. Die Wechselatmung (Nadi Shodhana) kann in diesem Fall wieder eine Harmonisierung herstellen.

Anleitung:
Aufrecht und bequem sitzen, die Augen sind geöffnet oder geschlossen. Rechte Hand heben und mit dem rechten Daumen das rechte Nasenloch verschließen. Durch das linke Nasenloch langsam einatmen. Dann

beide Nasenlöcher sanft mit Daumen und Ringfinger verschließen. Anschließend das rechte Nasenloch öffnen und lange und ruhig durch das rechte Nasenloch ausatmen. Das linke Nasenloch geschlossen halten und nun durch das rechte Nasenloch einatmen. Wieder beide Nasenöffnungen schließen und dann durch das linke geöffnete Nasenloch langsam ausatmen. Darauf achten, dass der Kopf aufrecht bleibt und der Arm nicht gegen den Brustkorb drückt. Wiederholung: beide Seiten anfangs 9 - bis 12-mal, später länger (5 – 10 Minuten)

5. Gründliches Ausatmen:
Kontrolliert und verlängert die Ausatmung. Entspannt und lockert. In Rückenlage oder einer bequemen aufrechten Position im Sitzen oder Stehen die Hände auf die unteren Rippenbögen legen, die Ellenbogen zeigen nach außen. Zunächst beobachten, wie der Atem durch die Nase ein- und ausströmt. Dann die Aufmerksamkeit auf die Hände lenken. Spüren, wie im Einatmen die Rippen und Finger sanft auseinandergehen und im Ausatmen wieder zusammen. Nach einer Weile weiter durch die Nase einatmen und jetzt durch den leicht geöffneten Mund fast lautlos auf "Haaaa" ausatmen. Dabei den Unterkiefer entspannt lassen. Empfehlung: mehrere Minuten lang.

6. Die gleiche Übung im Stand, Holzfälleratmung (**Die vorher genannte Übung um negative Energien loszulassen**): Gerade hinstellen, die Beine sind hüftgelenkbreit auseinander. Arme seitlich

ausbreiten, die Handflächen zeigen nach vorn. Dann einatmen und Arme mit Schwung nach oben führen. Ellenbogen anwinkeln, Arme senken und dabei laut auf „Ha" ausatmen. Wiederholung: dreimal, dann nachspüren.

Im Atemholen sind zweierlei Gnaden:
Die Luft einziehen, sich ihrer entladen.
Jenes bedrängt, dieses erfrischt.
So wunderbar ist das Leben gemischt.
Du, danke Gott, wenn er dich presst.
Und danke ihm, wenn er dich wieder entlässt.
(Goethe)

Speziell gegen den Stress

Prinzipiell wird im Yoga die Bauchatmung angewandt, Pilates dagegen nutzt die Atmung zur Stabilisierung der Körpermitte. Dies lassen wir nun bei diesem Kapitel außen vor. Hier sollte sich nun beim Einatmen das Zwerchfell zusammenziehen und abwärts bewegen. Die Bauchdecke sollte sich dabei nach vorne wölben. Im Brustraum entsteht so ein Sog. Dadurch entfalten sich die Lungen, man atmet ein. Bei der Brustatmung werden die Rippen nach oben gezogen und voneinander entfernt. Dadurch vergrößert sich der Brustraum und es entsteht wieder Unterdruck, der zur Einatmung führt.

Beim Ausatmen entspannt sich das Zwerchfell. Damit wird verbrauchte Luft aus den Lungen gepresst. Ein

Zusammenziehen der Rippen unterstützt diesen Prozess. Doch ob aus Bewegungsmangel oder durch falsche Haltung – viele Menschen atmen zu sehr in die Brust. Bei der Brustatmung weitet sich zwar der Brustkorb, doch das Zwerchfell bewegt sich kaum.

Den Atemrhythmus finden
Den Atemrhythmus zu finden trainiert man, indem man durch die Nase in den Bauch hinein atmet und etwa doppelt so lange ausatmet. Ausatmen bringt die eigentliche Entspannung. Nach dem Einatmen nicht die Luft anhalten, sondern gleich ruhig ausatmen. Erst danach eine kurze Atempause einlegen, bis der Körper wieder nach Luft verlangt. Jetzt atmest Du automatisch tief ein. Beobachte Deine Atmung.

Wie die meisten Menschen wirst Du vermutlich beim Ausatmen etwas zusammensinken, doch so wird der Energiefluss gehemmt. Das Ausatmen sollte Dich daher im Gegenteil aufrichten. Das Einatmen hilft dabei, dass Du Dich sammelst. Denn beim Einatmen empfängst Du etwas: Du lässt etwas zu. Das Ausatmen ist aktiv: Du tust etwas.

Unsere Atmung verläuft größtenteils unbewusst, flaches Atmen gehört zum Alltag. Häufig atmen wir erst bei großen Anstrengungen oder bei Atemnot ganz bewusst und tief in den Bauch. Dabei ist das Einatmen ein aktiver Vorgang, bei dem das Zusammenspiel vieler Muskeln notwendig ist.

Die Atemtechnik

Atme ruhig und gleichmäßig durch die Nase ein und aus. Beginne dann die einzelnen Übungen mit einer tiefen Vollatmung: Atme zunächst in den Bauch, dann in die Brust und die seitlichen Rippenbögen. Tipps zur richtigen Technik: Die Lungen müssen sich zuerst von unten füllen, wobei sich der Bauch vorwölbt. Gleichzeitig weitet sich der untere Teil des Brustkorbs. Erst danach füllen sich die oberen Lungenabschnitte. Am Ende der tiefen Einatmung hebt sich der obere Teil des Brustbeins.

<u>Atem-Meditation für innere Ruhe</u>
(Nun greife ich ein wenig vor und weise schon auf eine Möglichkeit der Meditation hin. Diese wird im nächsten Kapitel, wenn es zur gelassenen Innenschau geht noch weiter ausgeführt.)

Gehe in den In den Schneidersitz. Der Rücken ist gerade, die Halswirbelsäule gestreckt, die Schultern unten, die Lider so weit geöffnet, dass ein kleiner Lichtstrahl einfallen kann. Hände im Schoß zusammenführen; Handflächen ineinander legen, die zusammengelegten Daumen weisen nach oben. Jetzt gleichmäßig ein- und ausatmen und sich auf den Atem konzentrieren. Versuche die Gedanken kommen und gehen zu lassen. Kehre immer wieder auf die Atmung zurück. Die Zeit am besten jede Woche steigern: anfangs 20 tiefe Atemzüge nehmen, dann 40 und so weiter.

<u>Alternative: Mit dem Lotus atmen</u>. Stell Dir vor, mit dem Bauchnabel so sanft und leicht zu atmen wie

eine Lotusblüte, die sich im Wind bewegt. Beim Einatmen öffnet sich die Blüte, beim Ausatmen schließt sie sich wieder.

Die klassische Yoga-Vollatmung:
Eine Übung in drei Teilen.
Bauchatmung: Hände auf den Bauch legen. Tief in den Bauch gegen die Handflächen atmen.

Flanken-Atmung: Hände seitlich an die Rippen legen und bewusst gegen die Hände atmen.

Lungenspitzenatmung: Arme anwinkeln und Fingerspitzen auf die Schlüsselbeine legen. Konzentriert von unten nach oben in die Lungenspitzen atmen.

Nun die drei Teile verbinden: tief durch die Nase einatmen. Dabei spüren, wie sich Bauch und Brustkorb weiten und die Schlüsselbeine heben. Langsam ausatmen und spüren, wie die Luft aus Lungenspitzen, Brustkorb und schließlich dem Bauch entweicht. Um den Atemfluss zu fühlen, eine Hand auf die Brust und die andere auf den Bauch legen.

Atemzüge zählen:
Der Atemtechnik-Klassiker: Zähle beim Ein- und Ausatmen. Beispielsweise fünf Sekunden ein- und fünf Sekunden lang ausatmen. Hier geht es nicht darum, einen Rekord aufzustellen. Viel mehr geht es um das gleichmäßige rhythmische Atmen. Das

Einatmen sollte durch die Nase erfolgen, das Ausatmen durch den Mund.

Stelle dir beim Einatmen vor, dass Du einen wohltuenden Duft aufsaugst, der dann Deinen ganzen Körper durchströmt. Lege eine Hand auf Deinen Bauch, atme tief in den Bauch hinein und nimm diese Atmung bewusst wahr. Beim Ausatmen stelle dir vor, wie Du eine Kerze ausbläst.

Versuche, Deine Übungen langsam zu steigern. Von Mal zu Mal. Aber immer darauf achten, dass es zu keiner Anstrengung führt. Denn Du willst ja nicht An-, sondern Entspannung erreichen.

<u>Länger ausatmen:</u>
Atme etwa doppelt so lange aus, wie ein. Wenn du beispielsweise etwa fünf Sekunden lang einatmest, versuche dann, Deine Ausatmung zehn Sekunden in die Länge zu ziehen. Einfach bewusst ganz langsam ausatmen. Das entspannt ungemein.

<u>Anspannung und Entspannung:</u>
Auch eine hervorragende Atemübung, um sehr schnell zu entspannen: Während Du langsam einatmest, spanne Sie so viele Muskeln wie möglich an. Halte dann kurz die Luft an.

Dann langsam ausatmen und alle Muskeln wieder entspannen. Durch dieses Anspannen der Muskeln wird Blut in die Gefäße gepumpt. Wenn Du dann die Muskeln wieder lockerst, werden die Gefäße erweitert und es fließt mehr Blut. Das führt zu einem Gefühl von wohliger Wärme und angenehmer Schwere.

Nachdem Du etwa fünf Mal diese An- und Entspannung in Kombination mit langsamen Ein- und Ausatmen durchgeführt hast, bleibe noch etwa ein, zwei Minuten mit geschlossenen Augen ruhig sitzen bzw. liegen. Spüre die Wärme in Deinem Körper.

Denke an etwas Schönes. Das können angenehme Erinnerungen sein, die Du Dir ins Gedächtnis rufst, oder Du wanderst mit Deinen Gedanken an schöne Plätze. Atme ruhig weiter, ohne aber bewusst an die Atmung zu denken.

Wenn Du mit Deiner Gedankenreise zu Ende bist, strecke und recke Dich langsam. Einmal richtig gähnen und schon hast Du neue Energien.

Wie eingangs erwähnt, ist der Atem unser wichtigstes Lebenselexier. Deshalb noch einmal zusammenfassend erwähnt, was der Atem alles kann:

Er ist ein Alleskönner – fast könnte man sagen, mit dem tiefen Atem geht alles, und ohne ihn geht nichts. Ein tiefer Atem entspannt, macht gute Laune und fördert die Konzentration. Angst und Wut, Schmerzen und Kreislaufprobleme lassen sich einfach weg atmen. Das ist spürbar und sichtbar, denn auch Haltung und Ausstrahlung gewinnen durch einen tiefen Atem.

Atem macht wach

Mit Atemkörperübungen, z. B. Dehnen, Strecken, Schwingen oder Klopfen, kannst Du schon morgens den Kreislauf in Schwung bringen, neue Kraft und Energie schöpfen und mit guter Laune in den Tag starten. Schon im Bett können ein paar tiefe Atemzüge zusammen mit genüsslichem räkeln und strecken die Müdigkeit vertreiben. Eigentlich ist es ein Klassiker, aber kaum einer macht es: Sich vor dem geöffneten Fenster zu recken und zu strecken, als ob man die Decke erreichen wollte. Gähnen, seufzen, summen, tönen – nur wenige Minuten reichen aus, um sich positiv auf den Tag einzustimmen.

Atem und Schlaf

Viele Menschen leiden unter Schlafstörungen, können nicht einschlafen oder wachen mitten in der Nacht oder in den frühen Morgenstunden wieder auf. Hier hilft die Konzentration auf den ruhigen, langsam fließenden Atem. Spüre, wie der Bauch sich hebt und senkt, und lass den ganzen Körper schwer auf der Matratze ruhen. Durch die Aufmerksamkeit auf den Atem und die Atembewegung kannst Du geistig abschalten und Dich körperlich entspannen. Indem Du den Atem bewusst fließen lässt, können innere Ruhe und Gelassenheit entstehen. Du kannst dadurch das Gedankenkarussell stoppen, sich von quälenden Alltagsgedanken befreien. So findest Du leichter in einen tiefen, erholsamen Schlaf.

Atem und Konzentration

Das Gehirn ist der Ort, wo Konzentration entstehen kann. Konzentration heißt, die ungeteilte Aufmerksamkeit auf eine bestimmte Sache oder eine Person zu lenken. Das kannst Du üben: Indem Du Dir immer wieder die Zeit nimmst, Dich z. B. auf die Flamme einer Kerze, eine Blume oder den Atem zu konzentrieren. Das wirkt sich auch positiv auf die Stimmung aus: Wer sich ganz auf eine Sache einlässt, erlebt dabei eine innere Freude. Atemübungen haben zudem den Vorteil, dass sie den Körper mit Sauerstoff versorgen. Die Gehirnzellen sind in besonderem Maße stoffwechselaktiv und daher richtige „Energievielfraße", vor allem wenn wir denken und uns konzentrieren. Sauerstoff ist der Treibstoff, der Dein Gehirn in Gang hält. Eine tiefe, gleichmäßige, langsame Atmung sorgt für genügend Sauerstoff für die hungrigen Gehirnzellen. Ein Grundsatz lautet: „Bewusst ausatmen, wenn die Konzentration nachlässt." Gute Übungen hierfür sind z. B. Seufzen oder Gähnen. Auch die Wechselatmung „durchlüftet" das Gehirn. Eine gute Übung, wenn Deine Aufmerksamkeit nachlässt, ist auch das Einschnüffeln der Luft durch die Nase. Besonders wirkungsvoll ist diese Übung, wenn Du ein paar Tropfen Japanisches Minzöl auf Deinen Handrücken oder in ein Tempotaschentuch tröpfelst und dann den Geruch einschnüffelst.

<u>Schmerzen weg atmen</u>
Ein tiefer, bewusster Atem kann Schmerzen lindern oder sogar beseitigen. Atme bewusst zu der schmerzenden Stelle hin ein, z. B. in den Kreuz-

bereich, zu den Augen oder einem inneren Organ. Stell Dir vor, dass dieser Bereich sich dehnt und weit wird. Schicke gedanklich heilende Energie und Sauerstoff dorthin, wo es wehtut. Beim Ausatmen die schmerzende Region entspannen und die Luft langsam entweichen lassen. Stelle Dir dabei vor, dass Schmerzen, Anspannung und Verbrauchtes ausströmen.

Atem für gute Gefühle

Der Atem reagiert auf jedes Gefühl und kann umgekehrt jedes Gefühl beeinflussen. Je tiefer und freier Du atmest, desto mehr können sich angenehme Gefühle ausbreiten. Wenn Du angespannt bist und der Atemstrom nur zu einem Rinnsal geworden ist, dann versuch zu lächeln und an etwas Schönes zu denken, an ein Lieblingsgericht, den letzten Urlaub, eine herrlich duftende Rose. Stell Dir das ganz bildhaft vor, spüre tiefe Freude dabei und erlebe, wie der Atem sich vertieft und wie von allein ein Wohlgefühl entsteht. Oder lache einfach „drauflos". Stell Dir etwas Lustiges vor und lache: mit allen Lachmuskeln, also auch denen um die Augen herum. Per Rückmeldung von den Gesichtsmuskeln kommt dann im Gehirn die Botschaft an: gute Laune! Lachen vertieft den Atem, versetzt das Zwerchfell in Schwingungen, löst Rumpf- und Atemmuskeln und befreit die Kehle. Es schenkt dem Körper und dem Gehirn eine regelrechte Sauerstoffdusche. Stresshormone werden gebremst, Anspannungen wie durch ein Ventil abgelassen. Glückshormone werden ausgeschüttet. Spüre nach einer Lachsalve noch ein wenig nach: Die Muskeln sind jetzt lockerer, der Atem ist vertieft und der Herzschlag wird ruhiger.

<u>Atmen für Ausstrahlung und Haltung</u>
Ob es um ein Bewerbungsgespräch, einen Vortrag oder ein geschäftliches Treffen geht – entscheidend ist oft der erste Eindruck. Und der wird vom Auftreten, der Haltung und dem Gesichtsausdruck bestimmt. Eine gute Haltung hängt von einer aufgerichteten Wirbelsäule ab – aber damit das Ganze nicht steif aussieht, sind gedehnte, elastische Rumpfwände wichtig. Viele Menschen kennen leider eher das Gegenteil: nach vorne hängende Schultern, angespannte Körperwände und ein gestauter Atem, der nur in die oberen Lungenanteile gelangt. Der Atem macht' s! Ein befreiter, weitschwingender Atem richtet auf, denn mit rundem Rücken atmet es sich schlecht, und verschafft eine lockere – äußere wie innere – Haltung. Die Körperwände werden von Anspannungen gelöst und können mit jedem Atemzug frei mitschwingen. Der freie Atem befreit die Lebenskraft und lockert eine festgefahrene Haltung. So gehst Du vitaler und aufgerichteter durchs Leben. Und das strahlt Offenheit, Vitalität und Lebensfreude aus. Du wirkst präsent und lebendig. Rückkoppelnd wirkt sich das wiederum positiv auf Dein Selbstbewusstsein aus. Eine attraktive Ausstrahlung und innere Kraft, Körperbewusstsein und Selbstbewusstsein sind der Lohn.

Im nächsten Kapitel geht es weiter auf der Reise nach innen. Wir ziehen wie eine Schnecke „unsere Fühler" ein. Kommen noch mehr mit uns selbst in Kontakt, da die Sinne nicht mehr nach außen gewandt sind und bereiten uns so Stück für Stück auf die Meditation oder genauer gesagt, der „gelassenen Innenschau" vor, eine weitere Möglichkeit aus dem Stresszyklus herauszufinden. Hintergrund ist, dass unsere Gedanken Hormone erzeugen und diese dann das passende Körpergefühl dazu auslösen. Werden wir uns unserer Gedanken bewusst, können wir diese verändern und somit auch ein anderes Körpergefühl erzeugen.

Zudem schulen wir unser Bewusstein, so dass wir stressauslösende Gedanken als solche identifizieren und wandeln lernen.

Wir verwenden dazu die Philosophie des Yoga, beziehungsweise die Grundlagentexte dieser Tradtition mit dessen Hilfe es uns leichter fällt nach innen zu gelangen um mit us selbst „eins" zu werden. Dies ist der eigentliche Yoga-Zustand, wenn wir lernen alle Bewegungen des Geistes zur Ruhe zu bringen.

4. Gelassene Innenschau – mentale Kontrolle

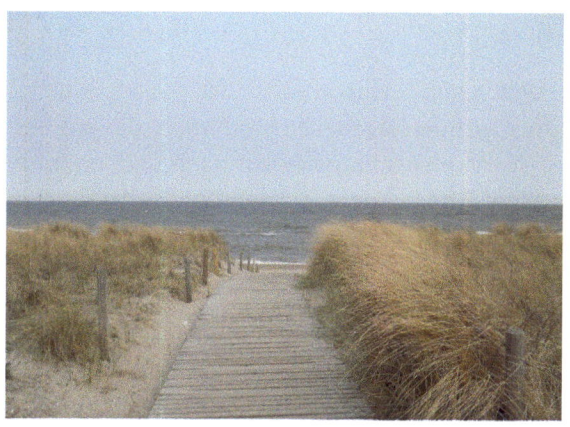

In diesem Kapitel suchen wir unseren Weg aus dem Stresszyklus über unsere Gedanken. Wir gehen nach innen, lernen auf diese Einfluss zu nehmen.

Die regelmäßige Praxis von Pranayama verringert die Blockaden, die uns an einer klaren Wahrnehmung hindern. Unser Geist ist nun gut vorbereitet und fähig für den Prozess, sich auf ein gewähltes Ziel auszurichten.
Pratyahara geschieht, wenn der Geist in der Lage ist, seine gewählte Richtung beizubehalten und die Sinne sich nicht wie gewöhnlich mit den Objekten, die sie umgeben, verbinden. Im Zustand von Pratyahara folgen die Sinne dem Geist in seiner Ausrichtung.

Dann stehen die Sinne ganz und gar zu unserer Verfügung. Sie sind nicht mehr Ursache für Ablenkung, sondern sie unterstützen uns darin, ein Ziel, auf das wir uns ausgerichtet haben, klar zu erkennen.
(Sutra 2.52. bis 2.55.)

Wie schon zuvor erwähnt ist Yoga ein umfangreiches System spiritueller Methoden, die uns helfen dem Stress etwas entgegenzusetzen und innerlich zu wachsen. Hier bei dem inneren Weg spielt die Pilates keine so große Rolle, sondern es ist die Philosophie und Weisheit des Yoga, welches uns hier Wege aus dem Stresszyklus aufzeigt. Pratyahara, der Rückzug der Sinne um den es hier nun erst einmal geht ist bei allen Yoga-praktizierenden wahrscheinlich am wenigsten bekannt. Es nimmt jedoch einen zentralen Platz ein. Manche Yogis zählen es zu den äußeren Aspekten des Yoga, für andere ist es ein innerer Aspekt. Beides ist richtig, denn Pratyahara ist ein Bindeglied, wie eine Tür zwischen den inneren und äußeren Aspekten des Yoga, und es zeigt uns, wie wir von der einen Seite zur anderen gelangen. Wir können nicht unmittelbar von den Übungen (Asanas) zur Meditation übergehen. Das wäre ein Sprung vom Körper in den Geist, ohne darauf zu achten, was dazwischen liegt. Damit dieser Übergang gelingt, müssen wir die Atmung und die Sinne, den Körper und den Geist verbinden. Dazu benötigen wir Pranayama und Pratyahara. Mit Pranayama beherrschen wir unsere vitalen Energien und Impulse, mit Pratyahara meistern wir die unruhigen

Sinne. Diese sind wie ein Schlüssel für eine erfolgreiche Meditation.

4.1 Pratyahara

<u>Was ist Pratyahara nun genau?</u>
Der Begriff Pratyahara besteht aus zwei Sanskritwörtern, nämlich „prati" und „ahara". Ahara bedeutet "Nahrung" oder "etwas, was wir uns von außen zuführen". Prati ist eine Präposition, die "gegen" oder "weg" bedeutet. Pratyahara bedeutet wörtlich "Beherrschung des Ahara" oder "Meisterung äußerer Einflüsse". Deshalb erwähnte ich im Kapitel zuvor schon das Bild der Schnecke. Sie zieht ihre Fühler ein. Das Haus ist der Geist, die Sinne sind die Fühler nach Außen. Das Wort wird meist mit "Rückzug der Sinne" übersetzt, aber das ist nicht alles.

Im Yoga gibt es drei Ebenen des Ahara. Die erste ist die physische Nahrung, die dem Körper die benötigten fünf Elemente liefert. Die zweite sind Eindrücke, die subtilen Substanzen, die mit Tönen, Bildern, Berührungen, Geschmäckern und Gerüchen den Geist ernähren. Auf der dritten Ebene befinden sich unsere Beziehungen, also die Menschen, die uns nahe stehen und Nahrung für unsere Seele sind. Pratyahara verlangt von uns den Verzicht auf ungesunde Nahrung, Eindrücke und Beziehungen. Stattdessen müssen wir für gesunde Nahrung, Eindrücke und Beziehungen offen sein. Ohne richtige

Ernährung und richtige Beziehungen können wir die Sinneseindrücke nicht in den Griff bekommen und den Geist nicht befreien.

Wenn wir uns vor negativen Eindrücken hüten, stärkt Pratyahara die Immunität des Geistes. So wie ein gesunder Körper widerstandsfähig gegen Gifte und Keime ist, kann ein gesunder Geist negative Sinneseindrücke abwehren. Wenn der Lärm in Deiner Umgebung Dich aufregt, übe Pratyahara – sonst bist Du nicht in der Lage zu meditieren.

Im Yoga werden vier Hauptformen von Pratyahara angenommen: Indriya-Pratyahara (Beherrschung der Sinne), Prana-Pratyahara (Beherrschung von Prana), Karma-Pratyahara (Beherrschung des Handelns) und Mano-Pratyahara (Rückzug des Geistes von den Sinnen). Jede Variante hat ihre eigenen Methoden, welche nun im folgenden zum besseren Verständnis näher erläutert werden.

1. Beherrschung der Sinne

Indriya-Pratyahara ist die wichtigste Form von Pratyahara, was wir in unserer von den Massenmedien geprägten Kultur vielleicht nicht gerne hören. Die meisten Menschen sind mit Sinneseindrücken überladen, weil sie unaufhörlich vom Fernsehen, vom Rundfunk und von Computern, von Zeitungen, Zeitschriften und Büchern damit bombardiert werden. Unsere Kommerzgesellschaft ist darauf angewiesen, durch Reizung der Sinne

Interesse zu wecken. Wir werden ständig mit grellen Farben, lauten Geräuschen und dramatischen Gefühlen konfrontiert. Wir schwelgen darin, wir sind daran gewöhnt. Die Sinne haben jedoch wie schlecht erzogene Kinder ihren eigenen Willen, der weitgehend dem Instinkt folgt. Sie sagen dem Geist, was er tun soll. Wenn wir sie nicht zur Vernunft bringen, beherrschen sie uns mit endlosen Forderungen. Wir finden diese endlose Sinnesaktivität schon so normal, dass wir gar nicht mehr wissen, wie man den Geist beruhigt. Wir sind zu Geiseln der sinnlichen Welt und ihrer Verführungen geworden. Wir laufen allem nach, was die Sinne reizt und vergessen die anderen Lebensziele. Darum ist Pratyahara für uns heutige Menschen wohl das wichtigste Glied des Yoga. Das alte Sprichwort "Der Geist ist willig, aber das Fleisch ist schwach" gilt für Menschen, die nicht gelernt haben, ihre Sinne zu zügeln. Indriya-Pratyahara stärkt den Geist und verringert seine Abhängigkeit vom Körper. Das ist keine Unterdrückung (die Auflehnung zur Folge hätte), sondern richtige Koordination und Motivation.

Richtige Sinneseindrücke

Bei Pratyahara geht es vor allem um die richtige Aufnahme von Sinneseindrücke. Wir achten zwar darauf, was wir essen und mit wem wir uns anfreunden, doch bei den Sinneseindrücken sind wir nicht so wählerisch. Wir nehmen über die Massenmedien bereitwillig auf, was wir in unserem eigenen Leben niemals dulden würden. Wir lassen durch Filme Leute in unser Haus, denen wir im wirklichen Leben die Tür weisen würden. Welche Eindrücke nehmen wir jeden Tag auf? Können wir wirklich erwarten, dass sie keine Wirkung auf uns haben? Starke Sinnesreize trüben den Geist, und ein trüber Geist löst sorglose, rücksichtslose oder gar gewalttätige Handlungen aus.

Nach der Lehre des Ayurveda sind Sinneseindrücke die Hauptnahrung für den Geist. Unser gesamter geistiger Hintergrund besteht aus den dominierenden Sinneseindrücken. Dies ist zum Beispiel daran erkennbar, wenn uns immer wieder Erinnerungen an das letzte Lied, das wir gehört haben, oder Szenen aus dem letzten Film, den wir gesehen haben, einfallen. Ebenso wie minderwertige Nahrung dem Körper Gift zuführt, vergiften auch minderwertige Eindrücke den Geist und führen zu Stress im Organismus. Wertlose Fertignahrung erhält ihren Geschmack durch viel Salz, Zucker oder Gewürze, da es sich um weitgehend tote Nahrung handelt. Vergleichbar damit brauchen wertlose Sinneseindrücke starke dramatische Effekte, wie z. B. Gewalt, um uns das Gefühl zu geben, dass sie real sind, weil es sich in Wirklichkeit nur um auf einen Bildschirm projizierte Farben handelt. Wir dürfen die Rolle der Sinneseindrücke nicht unterschätzen. Sie machen uns zu dem, was wir sind, weil sie das Unterbewusstsein beeinflussen und seine latenten Neigungen stärken. Wenn wir meditieren wollen, ohne unsere Sinne beherrschen zu können, lehnt das Unterbewusstsein sich gegen uns auf und verhindert, dass sich innerer Frieden und Klarheit einstellen.

Rückzug der Sinne

Zum Glück sind wir der Überfülle von Sinneseindrücken nicht hilflos ausgeliefert. Pratyahara versorgt uns mit vielen Abwehrmethoden. Die einfachste ist der zeitweilige Rückzug vor allen Sinneseindrücken. So wie der Körper vom Fasten profitiert, kann der Geist vom Rückzug der Sinne profitieren. Das kann eine kurze Pause mit geschlossenen Augen sein oder ein Aufenthalt in einer Berghütte, fern jeder Reizüberflutung. Auch das modern gewordene "Medienfasten", reinigt und verjüngt den Geist.

Yoni mudra

ist eine der wichtigsten Methoden des Pratyahara, um die Sinne zu schließen. Dabei blockieren wir die Sinnesöffnungen des Kopfes – Augen, Ohren, Nasenlöcher und Mund – mit den Fingern, so dass Achtsamkeit und Energie einfließen können. Das tun wir für kurze Zeit, wenn unser Prana stark ist, zum Beispiel sofort nach dem Pranayama. Natürlich dürfen wir Mund und Nase nicht so lange zuhalten, dass wir an Sauerstoffmangel leiden. Wir können auch die Sinnesorgane offen lassen, ihnen jedoch unsere Aufmerksamkeit entziehen. Auch dann nehmen wir keine Sinneseindrücke mehr auf.

Konzentration auf einförmige Eindrücke

Wir können den Geist auch dadurch reinigen, dass wir uns auf eine Quelle einförmiger Eindrücke konzentrieren, also zum Beispiel das Meer oder den blauen Himmel betrachten. So wie das

Verdauungssystem durcheinander gerät, wenn wir unregelmäßig und ständig etwas anderes essen, haben wir auch Probleme, Sinneseindrücke zu verarbeiten, wenn sie widersprüchlich sind oder uns überschwemmen. Die Verdauung können wir durch eine Monodiät in Ordnung bringen, etwa durch das ayurvedische Rezept von Reis mit Mungbohnen (kicharee), die geistige Verdauung braucht eine Diät aus natürlichen, homogenen Eindrücken. Diese Methode ist oft nach einer Phase des völligen Verzichts auf Sinneseindrücke hilfreich um positive Eindrücke zu erzeugen.

<u>Innere Eindrücke erzeugen</u>
Auch wenn wir uns auf innere Eindrücke konzentrieren, wenden wir die Aufmerksamkeit von äußeren Reizen ab. Wir können dazu die Vorstellungskraft nutzen oder mit den feinstofflichen Sinnen Kontakt aufnehmen, die sich melden, sobald die physischen Sinne still sind. Visualisierung ist die einfachste Methode, um innere Einrücke zu erzeugen. Im Yoga beginnt die Meditation meist mit visualisieren. Wir "sehen" beispielsweise eine schöne Landschaft.

Das alles ist Pratyahara, weil es den Geist von äußeren Eindrücken befreit und als Grundlage der Meditation positive innere Eindrücke erzeugt. Dieses einleitende visualisieren ist bei den meisten Formen der Meditation hilfreich, und es lässt sich auch in andere spirituelle Praktiken integrieren.

Laya-Yoga ist der Yoga des inneren Klang- und Lichtstroms. Wir konzentrieren uns auf die feinstofflichen Sinne und ziehen uns vor den grobstofflichen zurück. Dieser Rückzug zum inneren Klang und zum inneren Licht transformiert den Geist und ist eine weitere Variante des Indriya-Pratyahara.

2. Beherrschung von Prana
Die Herrschaft über die Sinne setzt voraus, dass wir Prana erzeugen und dieses Prana beherrschen, denn die Sinne folgen dem Prana, unserer vitalen Energie. Wenn Prana nicht stark ist, können wir die Sinne nicht beherrschen. Wenn unser Prana gestört oder verstreut ist, gilt für die Sinne das gleiche. Pranayama ist deshalb auch die Vorbereitung auf Pratyahara. Beim Pranayama sammeln wir Prana, beim Pratyahara ziehen wir es zurück. Yoga-Texte beschreiben, wie man Prana aus verschiedenen Körperteilen zurückziehen kann. Wir beginnen an den Zehen und leiten das Prana an eine beliebige Stelle: in den Scheitel, ins Dritte Auge, ins Herz oder in ein anderes Chakra. (= Energiezentrum des Körpers)

3. Beherrschung des Handelns
Wir können die Sinne nicht meistern, wenn wir die Bewegungsorgane nicht beherrschen, denn diese bringen uns in Kontakt mit der äußeren Welt. Die Impulse, die wir durch die Sinnesorgane empfangen, werden durch die Bewegungsorgane ausgedrückt, und dadurch verwickeln wir uns immer mehr in sinnliche Reize. Da das Verlangen endlos ist, werden

wir nicht dadurch glücklich, dass wir bekommen, was wir wollen, sondern dadurch, dass wir nichts mehr brauchen, was der äußeren Welt angehört. So wie die Aufnahme der richtigen Eindrücke uns hilft, die Sinnesorgane zu beherrschen, verschaffen uns die richtige Arbeit und das richtige Handeln die Herrschaft über die Bewegungsorgane. Wenn wir selbstlos dienen und das Leben als heiliges Ritual betrachten, praktizieren wir Karma-Yoga. Karma-Pratyahara bedeutet, dass wir bei allem, was wir tun, nie an eine Belohnung denken, weil wir damit nur jemand dienen wollen. Die Bhagavadgita sagt: "Handle, ohne Lohn zu erwarten." Dies ist eine Form von Pratyahara.

4. Rückzug des Geistes

Die Yogis bezeichnen den Geist als das sechste Sinnesorgan, das alle anderen Sinnesorgane steuert. Wir nehmen nur diejenigen Eindrücke auf, denen unsere Aufmerksamkeit gilt. In gewisser Weise praktizieren wir also immer Pratyahara. Doch unsere Aufnahmefähigkeit ist begrenzt, und darum können wir auf bestimmte Eindrücke nur achten, indem wir unsere Aufmerksamkeit von anderen Eindrücken abziehen. Wenn wir etwas sehen wollen, übersehen wir etwas anderes.

Wir beherrschen die Sinne, indem wir unsere Aufmerksamkeit von ihnen abziehen. Das geht auch aus den Yogasutras hervor:

"Wenn die Sinne sich nicht mit ihren Objekten identifizieren, sondern die Natur des Geistes imitieren: das ist Pratyahara."

Genauer gesagt ist es Mano-Pratyahara, denn wir ziehen die Sinne von ihren Objekten zurück und richten sie nach innen auf die Natur des Geistes, nämlich die Formlosigkeit. Der Geist gleicht der Bienenkönigin, die Sinne sind die Arbeitsbienen. Alle Bienen folgen der Königin. Beim Mano-Pratyahara geht es also weniger darum, die Sinne zu beherrschen, als darum, den Geist zu beherrschen; denn wenn wir den Geist beherrschen, haben wir auch die Sinne im Griff. Wir können Mano-Pratyahara praktizieren, indem wir unsere Aufmerksamkeit bewusst von ungesunden Eindrücken abwenden. Dies ist die höchste Form des Pratyahara und zugleich die schwierigste. Wenn es uns nicht gelingt, die Sinnes- und Bewegungsorgane und die Pranas zu beherrschen, ist ein Erfolg unwahrscheinlich. Prana und die Sinne sind wie wilde Tiere: Sie überwältigen einen schwachen Geist. Darum ist es besser, mit praktischen Methoden des Pratyahara anzufangen.

Der Versuch, ohne Pratyahara zu meditieren, gleicht eben dem Versuch, mit einem löchrigen Krug zu schöpfen. Einerlei, wie viel Wasser wir schöpfen, es fließt sofort wieder heraus. Die Sinne sind die Löcher im Krug des Geistes. Werden sie nicht verschlossen, kann der Geist den Nektar der Wahrheit nicht festhalten. Wer Sinnesfreuden genießt und zwischendurch meditiert, muss zuerst einmal

Pratyahara üben. Dies bietet uns viele Methoden an, die den Geist auf die Meditation vorbereiten. Es hilft uns zudem, Störungen zu vermeiden, die uns seelische Schmerzen bereiten. Insofern ist es ein hervorragendes Mittel, um das Leben selbst in die Hand zu nehmen und Kontakt mit dem inneren Selbst herzustellen. Deshalb nennen einige große Yogis Pratyahara "das wichtigste Glied des Yoga".

(Anmerkung: Die Yoga Tradition kennt acht Glieder. Diese sind miteinander verbunden und nicht getrennt voneinander zu sehen. Sie weisen den Weg zur vollkommen Gedankenstille, dem Zustand des Yoga. Zu den Gliedern gehören: Yama, Nyama, Asana, Pranayama, Prathyahara, Dharana, Dhyana & Samadhi)

Deshalb empfinde ich es als wichtig, es besonders zum Thema „Stress" in das Übungsprogramm mit aufnehmen.

Gleich eine Übung dazu:

Achtsames genießen - Eine Erfahrung für die Sinne!

Nimm eine Rosine in deine Hand und schließe die Augen. Spüre die Rosine, die Beschaffenheit der Oberfläche, die Größe, die Struktur des ganzen.
Dann rieche daran. Was nimmst Du war?

Als nächstes stecke sie Dir in den Mund und schiebe sie mit der Zunge einige Male hin- und her, bevor Du sie so langsam und genüsslich wie möglich zerkaust. Wie empfindest Du das Geschmackserlebnis?

Zum Vergleich kannst Du eine zweite Rosine in den Mund stecken und einfach essen.

Gibt es einen Unterschied?

ഇ ര

Oft wird bei Erläuterungen zu Prathyahara auch die Empfehlung gegeben, alle Sinne aus dem Körper abzuziehen, den "Tod" zu erspüren. Ich habe hier bewusst darauf verzichtet, möchte lieber eine heitere Geschichte zu diesem Thema anführen:

Wenn der Tod kommt...

Der alte Meister war schwer erkrankt. Er musste das Bett hüten und seine Schüler machten sich große Sorgen, dass er bald sterben würde. Mit gramvollen und totenbleichen Gesichtern standen sie um sein Bett herum. Doch der Meister war bester Laune und hoch vergnügt. Da fragte ihn einer der Schüler: "Herr, wie schaffst du es, im Angesicht des Todes so gelassen zu sein?" Der Meister lächelte breit. "Das kann ich Euch sagen: Wenn der Tod hier wirklich vorbei kommen sollte, dann liegen die Chancen sehr gut, dass er versehentlich einen von euch statt mich mitnimmt - so wie Ihr aus der Wäsche schaut!"

(unbekannt)

Der nächste Schritt zur Meditation ist: **Dharana**

4.2 Dharana

Dharana ist die Fähigkeit, unseren Geist auf einen Gegenstand auszurichten.(Sutra 3.1.)

Dharana (Sanskrit, von dhri, unterstützen, tragen, halten) bedeutet Konzentration und ist die sechste Stufe von Patanjalis achtgliedrigem Pfad. Der Übende richtet dabei seine Aufmerksamkeit auf einen Punkt im Körper, ein Mantra oder etwas Transzendentales wie die Leere, einen Gott oder einen seiner Aspekte. Steht am Anfang die Fokussierung auf ein bestimmtes Objekt (Subjekt-Objekt-Spaltung) im Vordergrund, so soll durch intensives Üben das reflektierende Denken zeitweise ausgeschaltet und so eine Ganzheitserfahrung möglich werden.

Im Gegensatz zum siebten Glied, Dhyana (Meditation), ist Dharana mit willentlicher Anstrengung verbunden - bewusster Konzentration. Dharana, Dhyana und Samadhi werden von Patanjali auch als der innere Kern des Yoga (Vers IIIB, 7) oder als Samyama („Sammlung") bezeichnet.

Es geht hier um die beständige Ausrichtung des Geistes auf einen bestimmten Gegenstand um die Konzentration; Dharana stellt die sechste Stufe dar, wo der Geist durch die Fokussierung auf ein Objekt zur Einpünktigkeit (ekagrata) gebracht und so auf die Meditation (Dhyana) vorbereitet wird.

Für mich ist diese Konzentration mit Achtsamkeit gleichzusetzen. Besser ausgedrückt, ich ersetze das Wort durch Achtsamkeit.

Eine Geschichte hierzu:

Einmal kam ein Mann zum Meister. Er bat ihn darum, ihm einige Weisheiten aufs Papier zu schreiben, damit er sie mitnehmen und immer wieder darauf schauen könnte. Der Meister nahm einen Pinsel zur Hand und schrieb nur ein einziges Wort auf: "Achtsamkeit".

Der Mann schaute enttäuscht. "Das kann doch nicht alles sein, oder? Bitte schreib noch etwas dazu." Wieder griff der Meister zum Pinsel und schrieb "Achtsamkeit. Achtsamkeit."

"Vergebt mir, aber das scheint mir weder sehr weise noch tiefsinnig zu sein." sagte der Mann. Daraufhin schrieb der Meister: "Achtsamkeit, Achtsamkeit, Achtsamkeit".

Der Mann fühlte sich vom Meister veralbert und wurde wütend. "Was soll den Achtsamkeit überhaupt bedeuten?" rief er.

Da sagte der Meister: "Achtsamkeit heißt Achtsamkeit."

Dabei empfinde ich die Achtsamkeit der Gedanken als besonders wichtig. Oft ist es nur die Art, wie wir etwas betrachten, die für Unglück oder Stress sorgt.

Auch dazu eine Geschichte zum schmunzeln:

So ein Unglück

Es war einmal ein Mann, der als einziger ein Schiffsunglück überlebte. Er wurde von den Wellen an den Strand einer einsamen und unbewohnten Insel gespült. Immer wieder hielt er Ausschau nach einem Schiff am Horizont. Da aber kein Schiff auftauchte, baute er für sich und seine wenigen Habseligkeiten eine kleine Hütte aus Holz. Er fand an den Bäumen und Sträuchern essbare Früchte und eine kleine Quelle in der Nähe, aus der er frisches Wasser bekam. Eines Tages kam er von einer seiner Rundwanderungen um die Insel zurück und sah schon von weitem, dass seine Hütte in Flammen stand. Nun hatte er alles verloren. Vollkommen am Boden zerstört, gab er sich seiner Verzweiflung und seinem Ärger hin. Doch nach kurzer Zeit hörte er ein Geräusch. Es klang wie ein Motor. Er hob den Kopf, wischte sich die Tränen aus den Augen und schaute sich um. Da kam ein Boot zur Insel! Der Mann sprang am Strand auf und ab und winkte. Und wirklich - das Boot kam tatsächlich direkt auf ihn zu. Voller Freude begrüßte er die Männer: "Woher wusstet Ihr nur, dass ich hier bin?" "Wir haben Ihr Rauchsignal gesehen", antwortete einer seiner Retter.

☙ ❧

*ACHTSAMKEIT
Achte auf Deine Gedanken –
sie werden zu Worten.
Achte auf Deine Worte –
sie werden zu Handlungen.
Achte auf Deine Handlungen –
sie werden zu Gewohnheiten.
Achte auf Deine Gewohnheiten –
sie prägen Deinen Charakter.
Achte auf Deinen Charakter –
er wird Dein Schicksal.
Talmud*

❧ ☙

Es folgt nun ein Auszug aus dem Buch „Samadhi Yoga" von Swami Sivananda zum besseren Verständnis, was Dharana bedeutet und wie es uns auf dem Weg aus dem Stress helfen kann:

„... Wenn Du mit tiefem Interesse in ein Buch versunken bist, hörst Du nicht, wenn einer schreit und Dich beim Namen ruft. Du siehst einen nicht, der vor Dir steht. Du riechst den süßen Duft der Blumen nicht, die neben Dir auf dem Tisch stehen. Das genau ist Dharana oder mit dem Geist „Bei-einem-Punkt-Sein". Der Geist ist fest auf eine einzige Sache ausgerichtet. Du brauchst solche tiefes Dharana, wenn Du an Gott oder an Atman denkst. Es ist leicht, den Geist auf einen weltlichen Gegenstand zu konzentrieren, da der Geist sich ganz natürlich aus Gewohnheit dafür interessiert. Die Bahnen sind im Gehirn schon gezogen. Du musst den Geist täglich durch Dharana trainieren, indem Du ihn immer und immer wieder auf Dein inneres Bild Gottes, oder Dein inneres Selbst ausrichtest. Dann wird der Geist sich nicht mehr auf äußerliche Dinge hinbewegen, da er in der Konzentrationsübung riesige Freude erfährt.

… Versuche, immer frohgemut und friedvoll zu sein. Nur dann erreichst du geistiges Dharana. Maitri (Freundschaft) mit seinesgleichen, Karuna (Mitgefühl) gegenüber Untergeordneten oder Bedürftigen, Mudita (Wohlgefälligkeit) gegenüber Vorgesetzten oder tugendhaften Menschen und Upeksha (Gleichgültigkeit) gegenüber Sündern oder boshaften Menschen, wird Chitta Prasada (Frohsinn oder Gelassenheit) hervorbringen und Hass, Eifersucht und Abneigung (Ghrina) zerstören.

Dharana nimmt zu, wenn man die Zahl der Gedanken verringert. Das ist ganz sicher eine anstrengende Arbeit, die Gedankenzahl zu verringern. Zu Anfang wird es Dich sehr beanspruchen. Es wird eine unangenehme Aufgabe sein. Doch später wirst Du

Dich freuen, weil Du große geistige Kraft und inneren Frieden durch die Verringerung der Gedanken erlangst. Wenn Du Dich mit Geduld, Ausdauer, Wachsamkeit, glühendem Entschluss und eisernem Willen bewaffnest, kannst Du die Gedanken leicht zerquetschen, so wie Du eine Zitrone oder eine Orange mit Leichtigkeit ausdrücken kannst. Hast Du sie einmal zerquetscht, wird es dir leicht fallen, sie an der Wurzel auszureißen. Bloßes Beiseiteschieben oder Unterdrücken wird nicht genügen. Die Gedanken können dann wieder auferstehen. Man muss sie völlig ausreißen, so wie man einen lockeren Zahn zieht...

...) Reduziere Deine Betätigungen. Du wirst so mehr Dharana und ein reicheres Innenleben bekommen. Wenn es Dir schwerfällt, Deinen Geist in einem Zimmer konzentriert zu halten, geh nach draußen, setze Dich unter den freien Himmel, auf eine Terrasse, an ein Flussufer, oder in eine stille Gartenecke. Du wirst dich dann gut konzentrieren können..."

Dharana nennt man also die Konzentration in der Meditation. Oder auch die Konzentration, die zur Meditation führt. Dharana ist somit auch eine Meditationstechnik. Es können kleine Konzentrationsübungen im Alltag sein, die du zwischendurch einbauen kannst.

Unter Dharana versteht man auch die Fähigkeit und das Bemühen, im Alltag konzentriert zu sein.

Und nun geht es zum letzten Schritt zu <u>Dhyana, der Meditation</u>, welche letzendlich zu einer gelassenen Innenschau führt, da wir lernen uns von unseren stressauslösenden Gedanken zu lösen.

4.2 Dhyana – die Meditation

Im Zustand von Dhyana sind alle Aktivitäten unseres Geistes in einem ununterbrochenen Fluss nur auf dieses eine Objekt hin ausgerichtet.
(Sutra 3.2.)

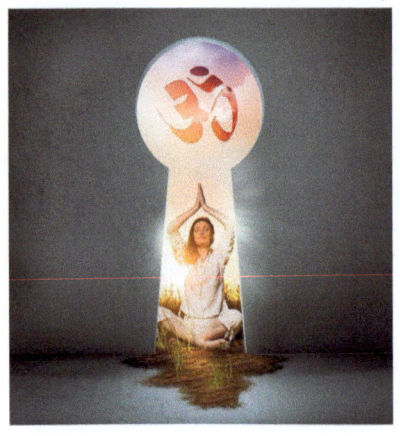

Definition laut Yogawiki (www.yogawiki.de): *„Dhyana Sanskrit, dhyāna, Meditation; bezeichnet in der indischen Yoga-Philosophie die höheren Bewusstseinszustände der Meditation oder der Versenkung. Dhyana lässt sich als ein Erfahrungsakt der reinen Beobachtung beschreiben, bei der das menschliche Ego und seine Gedanken keine Rolle*

mehr spielen; der Zustand der Zeitlosigkeit und der kosmischen Verbundenheit wird erfahrbar."

Zur Ergänzung stelle ich die Bedeutung laut Wikipedia, dem Internetlexikon dazu:

Meditation (von lateinisch meditatio, zu meditari „nachdenken, nachsinnen, überlegen"), ist eine in vielen Religionen und Kulturen ausgeübte spirituelle Praxis. Durch Achtsamkeits- oder Konzentrationsübungen soll sich der Geist beruhigen und sammeln. In östlichen Kulturen gilt sie als eine grundlegende und zentralebewusstseinserweiternde Übung. Die angestrebten Bewusstseinszustände werden, je nach Tradition, unterschiedlich und oft mit Begriffen wie Stille, Leere, Panorama-Bewusstheit, Einssein, im Hier und Jetzt sein oder frei von Gedanken sein beschrieben. Dadurch werde die Subjekt-Objekt-Spaltung (Begriff von Karl Jaspers) überwunden.

Bevor wir meditieren, um so zu einer gelassenen Innenschau zu kommen, ist es hilfreich, das Wesen unseres Geistes nun etwas näher zu erklären:

"Religion bedeutet nicht nur Gelübde, Tempel, Klöster oder andere äußere Zeichen. Diese äußeren Faktoren sind, genau wie das Zuhören und darüber nachdenken untergeordnete Faktoren, um den Geist zu zähmen.
Wenn der Geist die Praxis wird, dann ist man ein Praktizierender seiner Religion. Und wenn der Geist nicht die Praxis wird,

dann ist man es nicht."
S.H. Der Dalai Lama in "Deity Yoga"

Einführung

Auch wenn im Yoga-Sutra (der Leitfaden des Yoga) der Geist und die Hindernisse (klesas), welche ihn trüben, erläutert werden, nutze ich nun die buddhistische Philosophie um sein Wesen besser zu erklären. Yoga ist ein offenes System und der Buddhismus spielt in seinem Herkunftsland Indien eine wesentliche Rolle, so dass Du mir hiermit sicher folgen kannst:

"Alle Dinge werden vom Geist vorhergesehen, vom Geist geführt, vom Geist erschaffen." (erste Vers im Dhammapada/ Anthologie von Aussprüchen des Buddha)

Der Geist ist im Buddhismus definiert als ein nicht-physisches Phänomen. Dieses Phänomen nimmt Dinge wahr, bemerkt sie, erfährt die Umgebung und reagiert auf die Umgebung. Der Geist hat dabei zwei Hauptaspekte: Klarheit und Wissen; dies bedeutet, dass der Geist klar und formlos ist und Objekten erlaubt, in ihm zu entstehen. Der Geist ist wissend, ein Gewahrsein und ein Bewusstsein, das mit Objekten in Verbindung treten kann.

„Was ist der Geist? Der Geist ist ein nicht-körperliches, nicht-substanzielles Phänomen, er hat keine Form und keine Farbe; aber er reflektiert die

Objekte, wie ein Spiegel es tut."
Lama Zopa Rinpoche

Es wird erklärt, dass der Geist aus zwei Aspekten besteht: dem konzeptuellen und dem nicht-konzeptuellen Teil. Der konzeptuelle Teil des Geistes lässt uns das alltägliche Leben bewältigen, weiß jedoch nichts über die wirkliche Realität. Der nicht-konzeptuelle Teil des Geistes wird auch Buddha Natur genannt (Tib.: rigpa), fundamental reine Natur des Geistes, die die Leerheit realisiert.

Um zu studieren und zur Übung benutzen wir den konzeptuellen Geist, und erst danach kann der nicht-konzeptuelle Geist – die Buddha Natur – wirklich hervortreten.

In der buddhistischen Psychologie wird den sogenannten „Trugbildern" eine sehr große Bedeutung gegeben. Wir müssen diese „Trugbilder" verkleinern und sie letztendlich ganz aufgeben, wenn wir auf dem spirituellen Weg voranschreiten wollen.

Ein über 1800 Jahre alter Einzeiler von Nagarjuna beschreibt es so:

„Ohne die Disziplin des Überwachens des Geistes wäre jede andere Disziplin sinnlos."

Weiter wird Ayya Khema, eine buddhistische Nonne wird wie folgt zitiiert: „"In Pali sind „Herz" und „Geist" dasselbe Wort, nämlich „Citta". Aber im

Deutschen haben wir zwei Worte. Wenn wir über den Geist sprechen, dann meinen wir im Allgemeinen unser Denken und intellektuelle Prozesse, wir meinen ein Verstehen, ein Wissen und wir sprechen auch von unserer Fähigkeit, uns zu erinnern und von all dem Gebrauch zu machen. Wenn wir hingegen von Herz sprechen, so meinen wir Gefühle, Emotionen und unsere Fähigkeit, aus unserem tiefsten Sein heraus zu reagieren. Auch wenn wir vielleicht der Meinung sind, dass wir unser Leben hauptsächlich auf der Grundlage von Denkprozessen leben, so ist dies nicht der Fall. Wenn wir dies nämlich näher untersuchen, werden wir herausfinden, dass wir unser Leben hauptsächlich auf der Grundlage unserer Gefühle leben und dass unsere Gefühle auch unsere Denkprozesse steuern. Der emotionale Aspekt in unserem Leben ist von solch einer großen Bedeutung, dass seine Reinigung die Grundlage für ein harmonisches und friedliches Leben und gute Meditation bietet."

Der Geist als unsere „Software"
Um zu veranschaulichen, wie unser Geist in Zusammenhang mit unserem Körper steht, vergleichen wir Körper und Geist mit einem Computer. Der Körper ist unsere Hardware, der Geist unsere Software. Wie bereits oben erwähnt, wird der Geist definiert als nicht-körperliches Phänomen; wahrnehmend, denkend, bemerkend und die Umwelt erlebend und auf sie reagierend. Obwohl Software auf einem Computer registriert werden muss, so enthält das Programm an sich schon sehr viele

wichtige Eigenschaften. Ohne die Software (den Geist) ist die Hardware (der Körper) nutzlos. Die Hardware (der Körper) ist natürlich sehr wichtig in Bezug darauf, was der Computer alles kann; wie schnell er ist, welche Programme darauf laufen und wie der Computer mit der Welt interagieren kann.

Wie gut jedoch die Hardware auch immer sein mag, sie kann letztendlich nur umsetzen, was das Programm /die Software weiß. Die Hardware kann kaputt gehen, aber die Software kann trotzdem weiter verwendet und auf einen neuen Computer aufgespielt werden. Dies ist nicht unähnlich der Wiedergeburt! Die Software benutzt die „Sinne" der Hardware, um „Input" zu erhalten; so wie auch der Geist die Sinne dazu benötigt, die Welt zu erleben. Dies führt zu einer sehr wichtigen Beobachtung: Es ist leicht zu bemerken, dass ein Computer nicht „Objektiv" mit der Welt umgeht. Es hängt davon ab, welche Videokamera, welches Mikrophon und welches Modem man an den Computer anschließt, daran wird sich der „Input" orientieren. Genauso wenig können unsere körperlichen Sinne objektiv sein: die Ohren der Menschen sind verschieden, die Augen der Menschen sind verschieden, etc. Wie könnte da jemand behaupten, ein objektiver Beobachter zu sein? Darüber und darunter liegt die Software; je fortgeschrittener entwickelt die Software ist, desto intelligenter werden wir mit der Welt umgehen und feststellen können, was das Richtige zu tun ist. So fortgeschritten und entwickelt unser Geist ist, desto weiser und intelligenter werden wir sein. Wir werden nicht mit starken körperlichen Probleme konfrontiert.

So wie die Software bestimmt, was die Hardware tut, so ist der Geist der Meister des Körpers – innerhalb der natürlichen Grenzen des Körpers. Buddha machte jedoch ganz deutlich, dass der menschliche Körper die beste „Hardware" ist! Es gibt Grenzen der Entwicklung der Hardware; so werden beispielsweise die Speichermöglichkeiten für elektronisch verfügbare Informationen auf Chips immer größer, aber es gibt körperliche Grenzen, die die Entwickler mit einberechnen müssen. Mit der Software scheinen die Grenzen viel weniger klar zu sein. Niemand kann sagen, wo die Entwicklung von Computern enden wird. Ebenso lehrt uns der Buddhismus, dass es keine klar definierten Grenzen für die Entwicklung unseres Geistes gibt. Allwissenheit ist möglich. In diesem Stadium lösen sich alle unsere üblichen Ideen und Konzepte auf; sie sind nicht länger begrenzt und nicht-objektiv.

Im Yoga wie auch im Buddhismus werden wir ermutigt, den Geist in ein anderer Zustand zu transferieren, der es uns ermöglicht, über Grenzen, Leiden und unsere üblichen Probleme hinaus zu gehen. Die Methode, mit der wir unseren Geist entwickeln können, ist ein Zusammenspiel von Studium und Meditation. Zunächst einmal müssen wir deshalb verstehen, wie unser Geist wirklich funktioniert, um dann das „Neuprogrammieren" in der Meditation durchführen zu können. Denn gerade wenn es um Stress geht ist dies **ein wichtiger Schritt, um seine Haltungen und Einstellungen im Leben zu ändern.**

Eine Belehrung hierzu von Ajahn Chah, einem bekannten buddistischen Mönch:

"Über diesen Geist... Im Grunde genommen ist gar nichts falsch mit ihm. Er ist vollkommen rein. In sich selbst ist er friedvoll. Der Geist ist einfach ein Aspekt der Natur. Er wird friedvoll oder aufgeregt, weil es bestimmte Launen ihm abverlangen. Der ungeübte Geist ist dumm. Sinneseindrücke kommen und bewegen ihn in einen fröhlichen Zustand, in einen leidenden Zustand, Freude und Trauer, aber die wahre Natur des Geistes ist nichts von alle dem. Die Fröhlichkeit oder Traurigkeit ist nicht der Geist, sondern nur eine Laune, die uns täuschen möchte. Der ungeübte Geist folgt diesen Launen. Dann denken wir, dass wir es sind, die fröhlich, traurig oder entspannt werden. Aber in Wirklichkeit ist unser Geist unbewegt und friedvoll... Wirklich friedvoll!!! Wie ein Blatt, das still ist, so lange nicht der Wind kommt und es bewegt. Wenn ein Wind aufkommt, bewegt sich das Blatt. Die Bewegung hängt also vom Wind ab --- genauso folgt der Geist den Sinneseindrücken. Wenn wir wirklich unsere Sinneseindrücke als Solche begreifen, gibt es keinen Grund mehr, ihnen zu folgen. Unsere Praxis ist daher einfach, den ursprünglichen Geist zu sehen. Deshalb müssen wir den Geist trainieren, diese Sinneseindrücke zu

erkennen, ohne sich in ihnen zu verlieren. Das ist der Sinn all unserer Meditationspraxis, die wir tun."

Unser Geist springt oft chaotisch durch die Gegend, wechselt ständig das Thema und löst mit seiner Unruhe eine Vielzahl von Gefühlen aus. In Indien wird er auch gerne mit einer Horde ungezähmter Affen verglichen. Meditation kann helfen, unsere Aufmerksamkeit zu fokussieren und den Geist zur Ruhe zu bringen, unsere „Affen" zu zähmen. Oder wie eben beschrieben, eine Neuorientierung der Software zu ermöglichen. Meditierende sind laut Studien nicht nur gelassener und konzentrierter als der Durchschnittsbürger, sie haben auch ein anderes Gehirn. Eine Achtsamkeitsmeditation führt zum Beispiel dazu, dass die Hirnregionen wachsen, die für Selbstwahrnehmung und Mitgefühl zuständig sind. Das bedeutet, dass es dadurch leichter wird, ein liebevolles und wachsames Auge auf **uns selbst** und andere zu richten. Gleichzeitig hemmt Meditation diejenigen Hirnbereiche, die bei Stress aktiviert werden und für Angst und psychische Beschwerden zuständig sind. **Stresszentren** sind also **heruntergefahren**, wir fühlen uns ausgeglichener und machen uns weniger Sorgen. Durch die entstehende Entspannung lässt sich das Gehirn besser trainieren. Somit ist Meditation eine Basis für Veränderungen.

ഗ ആ

Leere Tasse

Eines Tages kam eine Schülerin zum Meister. Sie hatte schon so viel von dem weisen Mann gehört, dass sie unbedingt bei ihm studieren wollte. Sie hatte alle Angelegenheiten geregelt, ihr Bündel geschnürt und war den Berg hinauf gekommen, was sie zwei Tage Fußmarsch gekostet hatte.

Als die junge Frau beim Meister ankam, saß der im Lotussitz auf dem Boden und trank Tee. Sie begrüßte ihn überschwänglich und erzählte ihm, was sie schon alles gelernt hatte. Dann bat sie ihn, bei ihm weiterlernen zu dürfen. Der Meister lächelte freundlich und sagte: "Komm in einem Monat wieder."

Von dieser Antwort verwirrt, ging die junge Frau zurück ins Tal. Sie diskutierte mit Freunden und Bekannten darüber, warum der Meister sie wohl zurückgeschickt hatte. Einen Monat später, erklomm sie den Berg erneut und kam zum Meister, der wieder Tee trinkend am Boden saß. Diesmal erzählte die Schülerin von all den Hypothesen und Vermutungen, die sie und ihre Freunde darüber hatten, warum er sie wohl fortgeschickt hatte. Und wieder bat sie ihn, bei ihm lernen zu dürfen. Der Meister lächelte sie freundlich an und sagte: "Komm in einem Monat wieder."

Es war also nach vielen vergeblichen Versuchen, dass sich die junge Frau erneut aufmachte, um zu dem Meister zu gehen. Als sie diesmal beim Meister ankam und ihn wieder Tee trinkend vorfand, setzte sie sich ihm gegenüber, lächelte und sagte nichts.

Nach einer Weile ging der Meister in seine Behausung und kam mit einer Tasse zurück. Er schenkte ihr Tee ein und sagte dabei: "Jetzt kannst du hier bleiben, damit ich dich lehren kann. In ein volles Gefäß kann ich nichts füllen."

(Quelle: unbekannt)

Durch die Meditation lernst Du Dich selbst auch immer besser kennen und es gelingt Dir Dich besser anzunehmen. Deine Gedanken werden klarer, Du kannst Dich besser auf Dinge in Deinem Leben ausrichten und <u>der Sturm des Lebens</u> wirbelt Dich nicht mehr durcheinander. Du bist im Fluss und hörst die Stimme Deines Herzens. Das Chaos im Kopf beruhigt sich. Du kannst Deine Gedanken ganz entspannt einfach nur beobachten, weil du auf nichts mehr, was in Deinem Kopf los ist reagieren musst. Deine Konzentrationsfähigkeit erhöht sich und Dein Leben findet im Hier und Jetzt statt. Du lebst ganz aus dem Moment heraus. Dein Selbstwertgefühl wird gestärkt, Du kommst immer besser mit Dir selbst und Deinem Umfeld zurecht und der Kontakt mit anderen Menschen wird sich sehr verändern. Dieses Spiel wiederholte sich einige Male. Durch das regelmäßige Meditieren wird sich deutlich Deine Schwingung erhöhen, welche Dir einen besseren Zugang zu Deinem höheren Selbst ermöglicht. Dein Leben wird spielerisch und leichter, und Du findest zurück zum Kern, zu Deiner wahren Natur! **Stress wird Dir immer weniger anhaben können.**

> *Sich selbst zu erkennen ist nicht nur die schwierigste Sache der Welt, sondern auch die unbequemste.*
> *George Bernard Shaw*

Es braucht keine ideale Umgebung um zu meditieren, meditieren kannst Du an jedem Ort. Du kannst im Sitzen, Stehen oder Liegen meditieren, ganz so wie es Dir angenehm ist. Höre einfach auf Dein Gefühl, was für Dich das Beste ist. Es ist auch nicht nötig, völlige Stille im Kopf zu haben, lass die Gedanken die da sind einfach da sein.

Setzte Dich oder lege Dich an einen Ort Deiner Wahl, mache es Dir so richtig gemütlich. Vielleicht schaltest Du noch das Telefon aus, damit Dich keiner stört. Trage Kleidung die Dir angenehm ist, damit Du dich rundum wohl fühlst.

Für den Anfang reichen schon 5 Minuten, um ein Gefühl dafür zu bekommen. Dazu kannst Du Dir auch gerne einen Wecker stellen, wenn es Dir weiter hilft.

☙ ❧

Alles, was man unter Meditation versteht, sind zusammen gefasst gesagt verschiedene Formen der Konzentration und Besinnung. Alle haben dabei als Ziel, das Denken zur Ruhe kommen zu lassen. Von da an unterscheiden sich die Techniken aber in ihrer Zielsetzung. Nicht nur im Yoga, sondern auch in vielen anderen Kulturen wird Meditation als spirituelle Praxis verwendet. Als ein Mittel zur systematischen Innenschau und für die Erlangung von Erkenntnissen bzw. spirituellen Einsichten.

In unserem Kulturkreis wird Meditation inzwischen auch unabhängig von einem religiösen oder spirituellen Kontext genutzt. Zum Beispiel zu medizinischen Zwecken bei der Behandlung von Krankheiten oder im Rahmen der Psychotherapie. Als Technik zur Entspannung und wie in diesem Buch gewünscht zur **Stressbewältigung**.

Die unterschiedlichen Meditationstechniken sollen uns dabei helfen, einen Bewusstseinszustand zu erreichen, in dem das gegenwärtige Erleben im Vordergrund steht. Ein Bewusstseinszustand, in dem das Alltagsbewusstsein mit all seinen Plänen, Ängsten und Erinnerungen in den Hintergrund rückt und dadurch tiefe Entspannung möglich wird.

In den vergangen Kapiteln haben wir schon viele Übungen kennengelernt, die uns helfen, dem Stress etwas entgegenzusetzen. In diesem Kapitel geht es nun auch darum, noch mehr nach innen zu wandern und zu einer gelassenen Innenschau zu kommen. So können uns die „Stürme des Alltags" weniger anhaben. Wir lernen in uns zu ruhen, durch mentale Kontrolle aus dem Stresszyklus auszusteigen, unsere „Software" neu zu programmieren.

Lehre mich die Kunst der kleinen Schritte

"Ich bitte um Kraft für das rechte Maß, dass ich nicht durch das Leben rutsche, sondern den Tagesablauf bewusst wahrnehme, auf Lichtblicke und Höhepunkte achte und Raum finde für Augenblicke der Stille.

Lass mich erkennen, das Grübeln nicht weiter hilft, weder über die Vergangenheit noch über die Zukunft.

Hilf mir, das Nächste so gut wie möglich zu tun und die jetzige Stunde als die wichtigste zu erkennen.

Bewahre mich vor der Erwartung, es müsste im Leben alles glatt gehen. Schenke mir die Erkenntnis, dass Schwierigkeiten, Niederlagen, Misserfolge und sogenannte Rückschläge eine hilfreiche Zugabe sind, durch die wir wachsen und reifen.

Schicke mir im rechten Augenblick jemanden, der den Mut hat, mir die Wahrheit in Liebe zu sagen und lass mich deine Wahrheit aus meinem Innersten hören.

Ich weiß, dass sich viele Probleme auch dadurch lösen können, dass ich nichts tue. Zeige mir, wo ich warten soll und gib mir die Geduld, und das Vertrauen dazu.
Du weißt, wie sehr wir der Freundschaft bedürfen. Gib, dass ich diesem schönsten, schwierigsten und riskantesten und zartesten Geschäft des Lebens gewachsen bin.

Verleihe mir die nötige Wachsamkeit, in rechten

Augenblick ein Päckchen Güte – mit oder ohne Worte – an der richtigen Stelle abzugeben.

Mach aus mir einen Menschen, der einem Schiff mit Tiefgang gleicht, um auch die zu erreichen, die "unten" sind. Bewahre mich vor Angst, ich könnte das Leben versäumen.

Gib mir nicht, was ich mir wünsche, sondern was ich brauche. Lehre mich die Kunst der kleinen Schritte"

Antoine de Saint Exupery

Ein Text zur Meditation:

Man kan sagen, dass die Selbstbeobachtung der Beginn der Meditation darstellt. Erst wenn Du alle Deine Motive, Deine Beweggründe, Dein Verlangen, Deine Wünsche und Sehnsüchte erkannt hast, dann beginnt sie tatsächlich. Bevor Du nicht weißt, warum Du etwas möchtest und weshalb Du vieles noch immer zu wenig ist, brauchst du dir auch keine Gedanken über darüber zu machen.

Wer ist derjenige, der von sich behauptet er sei dies oder das? Wo kommen solche Gedanken her? Worauf beruhen sie? Wie ist derjenige der Du glaubst zu sein entstanden? Ist er oder sie aufgrund von Erfahrungen, Erinnerungen, Wünschen und Verlangen entstanden? Wo kommen Deine Gedanken über Dich selbst her? Ist er oder sie schon vollkommen oder muss noch was vervollständigt werden? Fehlt noch was um in diesem oder jenem besser zu sein? Hast Du das schon mal in Frage gestellt?

Wenn Du meditieren möchtest, dann beginne damit Deine Motive zu überprüfen. Ansonsten treibt Dich die ganze Zeit etwas an und Du bist nicht wirklich still. Jeder Versuch still werden zu wollen, ist immer noch der Versuch etwas erreichen zu wollen. Das kostet Energie und am Ende deiner Meditation bist Du erschöpft. Du verschwendest Deine Energie und lenkst sie vor allem in die falsche Richtung. Schau Dir erst mal das Motiv an, weshalb Du überhaupt still sein möchtest. Warum kämpfst Du für das eine, um das andere los zu werden. Was möchtest Du beseitigen und warum? Wenn Du das tust und erkannt hast, was Dich bewegt, dann bist Du bereits am meditieren.

Dieser Zustand von Akzeptanz dessen was ist, nennt man ebenfalls Meditation. Sie hat kein Ziel und geht in keine Richtung. Es ist, wie es ist. Selbst Deine Probleme lösen sich nicht, denn es niemand da, der ein Problem lösen möchte. Du hast das Problem mit Deinen Ansichten und Meinungen geschaffen und nun möchtest Du es gern wieder ändern. Möchtest es gern wieder andersherum haben. Du überzeugst andere, munterst sie auf, nur weil Du glaubst jetzt sei es richtig. Verstehst Du, wer dieses "Ich" ist? Wie begrenzt es ist? Aus sich selbst bezogen. Kannst Du Dich selbst beobachten? Deine Motivationen, Deine Beweggründe, Dein Verlangen, das Verdrängen und immer wieder mehr sein zu wollen? Wenn Du das siehst, dann kannst du auch die Stille erkennen, die in diesem Beobachten liegt, in der es in keine Richtung geht. Nur beobachten. Einfach sein.

Oft produzieren wir unsere Probleme auf eine andere Person. Alle Konflikte finden aber ausschließlich in uns selbst statt. Es ist immer ein Zwiespalt zwischen dem was ist, und dem was Du glaubst wie es sein sollte oder wie es hätte anders laufen sollen. Im Grunde ist es ein Zeitproblem, dass einen Konflikt überhaupt erst aufkommen lässt. Wenn Du Dich zum Beispiel eingegrenzt, Deiner inneren Freiheit und in Deinem Freiraum begrenzt fühlst, dann ist das nicht die Schuld einer anderen Person, sondern Deine eigene Entscheidung im Handeln. Nimm Dir den Freiraum, den Du brauchst. Sei Dir dabei Dir und Deinen Bedürfnissen bewusst.

Vielleicht stecken aber auch andere Gründe hinter Deinem Nichthandeln, wahrnehmen von Bedürfnissen. Wut, Trauer oder Angst? Aus Angst sieht man keinen Ausweg und verweilt stattdessen in einer Situation bis hoffentlich Hilfe von oben kommt. Die mag vielleicht kommen, aber letztendlich ist es zuerst einmal von deinem eigenen Willen abhängig Dich befreien zu wollen. Es geht dabei nicht um eine äußerliche Befreiung sondern um eine innerliche Befreiung. Um eine eigene Unabhängigkeit den eigenen Ängsten und Sorgen gegenüber. Eine Äußerlichkeit, egal in welcher Form sie sich Dir auch zeigen mag, wird Dich nicht befreien, denn unter

Umständen machst Du Dich wieder abhängig davon und wartest dann auf Rat oder Anweisungen die du befolgen magst um besser klar zu kommen. Das ist keine Freiheit oder Ungebundenheit.

Es geht darum, innerlich im Einklang mit dem zu sein was ist, ohne in irgendeine Zukunft oder Vergangenheit zu tauchen, die einen nur wieder illusorisch ist und somit hoffen lässt. Wenn Du Dich begrenzt und eingeengt fühlst, dann ist das ein wahres Gefühl, den du hast dich tatsächlich begrenzt und dich von Deinen Ängsten einengen lassen. Wir machen dies fast alle. Das ist schon eine Norm, eine Realität geworden. Wenn Du das für Dich erkannt hast, kannst Du es im Außen beobachten und erkennen. Versuche es nicht zu verändern. Betrachte es so wie es ist und erkenne die Konflikte die daraus entstehen. Die ganze Welt befindet sich in solchen Situationen, nicht nur Du allein. Es wäre töricht zu glauben, dass es allen anderen gut geht nur Dir nicht. Das ist einfach keine Tatsache. Du brauchst nur die Zeitung zu lesen und Dir die Nachrichten anzuschauen. Noch immer gibt es Kriege auf dieser Welt, weil ein Land oder eine einzige Person glaubt, im Recht zu sein. Betrachte diese Dinge nicht um sie von einer Unzufriedenheit heraus ändern zu wollen, sondern sei erst mal im reinen mit dem was ist, nämlich Unzufriedenheit. Schlage nicht sofort eine Gegenrichtung ein. Das solltest Du immer überprüfen, ob Du flüchten möchtest und die Realität meidest. Niemand weiß ob die andere Richtung die richtige ist. Akzeptiere den Moment wie er ist, ohne

Dein eigenes kleines Ego dahinein zu bringen und zu glauben, du wüsstest es besser.

Das Leben ist ein Fluss und wenn Du in der Lage bist ohne Widerstand mit zu fließen, dann erfährst Du wie frei Du eigentlich schon immer warst und bist.

Die Begrenzung die Du wahrnimmst, nimmst Du aus etwas größerem heraus war. Und Du kannst die Begrenzung nicht überwinden, indem Du aus ihr heraus reagierst und Dich weiterhin im Rahmen der Begrenzung bewegst. Sozusagen aus dem kleinen bisschen das Beste rausholen. Das kann nicht die Lösung sein. Behalte den Überblick, bleibe im Großen und Ganzen und schau dir Deine Begrenzungen an. Erkenne sie einfach nur. Sie sind real und zugleich eine Einbildung des kleinen Dinges das glaubt ein Ich zu sein. Das Ich selbst ist die Begrenzung! In "Ich" zu denken, kapselt einen von der restlichen Welt ab und lässt einen glauben, mit seinen Problemen allein dazustehen. Aber wie sehr man auch wegsehen mag, es lässt sich nicht verdrängen, dass die ganze Menschheit leidet. Nicht nur Du mit Deinen Problemen, sondern auch Dein Nachbar, Dein Arbeitskollege, Dein Partner, usw. Schau Dir das große Ganze an, dann lösen sich Deine kleinen Probleme von selbst, denn dann erkennst Du ganz deutlich Deine innere Begrenztheit.

Kannst Du das akzeptieren, dass es um mehr als nur um Dich geht? Kannst Du das so stehen lassen? Es überprüfen und erforschen ohne eine

Gegenbewegung auszulösen, die ja dann wieder aus einem "Ich" heraus entstehen würde? Ich weiß das alles auch nicht, aber jeder von uns kann sich selbst und seine Konzepte und Reaktionen überprüfen und sich somit selbst in Frage stellen. Jeder kann sein eigenes kleines "Ich" Gefühl in Frage stellen. Dieses in Frage stellen ist Selbstbeobachtung. Und Selbstbeobachtung führt zu Erkenntnis und diese wiederum entsteht nur dann, wenn man innerlich still ist und die Dinge betrachten kann, ohne sie zu begründen, ab- oder aufzuwerten zu wollen oder ohne etwas erreichen zu wollen womit man sich persönlich bereichern möchte.

Kannst Du erkennen, wie Unzufrieden man mit dem ist, was ist? Und wie sehr wir uns bemühen, wie viel Energie wir verbrauchen um das zu vermeiden, was ist einfach real ist? Siehst du die Energieverschwendung im inneren, wie im äußeren? Es geht nicht nur um das negative. Auch das positive ist da und existiert. Es gibt auch Höhepunkte im Leben des Menschen, aber selbst diese sind begrenzt und es besteht die Gefahr sie festhalten und als schöne Erinnerung abspeichern zu wollen. Wenn man das tut, leidet man, weil die Dinge schon morgen wieder anders sein können. Das ist ebenfalls eine Abhängigkeit an die man sich gebunden hat, von der man sich wünscht, dass sie wieder eintrifft und man sich dann gut fühlen kann. Manche sind süchtig nach Erinnerungen und können sie gar nicht loslassen. Das ist Begrenzung. Das Leben ist ein fließen, die ganze Zeit. Nur das Festhalten an Meinungen,

Erinnerungen, das Wünschen von Dingen, bindet und lässt Dich nicht frei sein. Erkenne alle Bindungen und die damit verbundenen Abhängigkeiten. Das Erkennen selbst ist dann schon die Befreiung. Damit bist Du innerlich nicht mehr gebunden, weil Du es bereits betrachten kannst. Diese Freiheit hat innerlich jeder und sie ist an jedem Ort vorhanden, in jedem Moment, gleich wer Du bist, wie Du aussiehst.

Denke nicht über das nach, was Du nicht hast. Wenn Du das tust, schaust Du in eine negative Zukunft. Du siehst Dich selbst mit Dingen die Dir fehlen. Und da sich die Welt aus dem manifestiert, was Du selbst über Dich denkst, kann nichts zu Dir kommen, woran Du selbst nicht glaubst. Schau auf das was Du hast. Auch wenn es noch so klein scheint. Lenke Deinen Geist auf die schönen Dinge. Nutze Deine Willenskraft dafür. Du brauchst äußerlich nichts zu verändern. Nur deine innere Einstellung muss sich ändern. Und dazu nutzt Du Deine Fähigkeit eine Wahl treffen zu können. Diese Fähigkeit hat jeder Mensch. Ändere einfach nur den Blickwinkel. Es ist einfach. Es nur ein wenig geübt werden. Schau genau hin, wenn Dein Geist Dich wieder in die Negativität zieht. Erkenne das genau. Mach dich dann nicht schlecht indem Du über Dich selbst urteilst. Erkenne nur wie es geschieht und unterbinde den negativen Gedanken einfach. Konzentriere Dich auf Deine Atmung oder schau Dir einen schönen Gegenstand an. Lasse von den Gedanken an die Zukunft ab und bleibe im Hier und Jetzt. Mehr ist nicht zu tun. Nach etwas Übung, geschieht es dann ganz automatisch, dass Du nicht mehr an negative oder stressauslösende Dinge denkst.

☙❧

Wie lang sollte eine Meditation dauern?

Wenn Du 3 Minuten täglich meditierst, wirkt es auf das Magnetfeld, den Kreislauf, und die Zusammensetzung des Bluts.

Wenn Du 11 Min. meditierst, beeinflusst es das Nervensystem und die Drüsen.

Wenn Du 22 Min. meditierst, bringt es die drei Aspekte des Geistes (positiv/negativ/neutral) ins Gleichgewicht.

Wenn Du 31 Min. meditierst, wirken die Drüsen, der Atem und die Konzentration auf der Ebene der Zellen und der Körperrhythmen.

Wenn Du 62 Min. meditierst, wirkt es auf die graue Zellen des Neokortex im Gehirn. Dein unterbewusster „Schatten" wird integriert.

2,5 Stunden verändert die Psyche in ihrem Zusammenspiel mit der elektromagnetischen Umgebung, so dass das Unterbewusste durch den umgebenden universellen Geist unterstützt wird.

(Yogi Bhajan)

Zum Einstieg der weiteren Übungen eine Emfehlung von Ajahn Brahm, aus „der Elefant, der das Glück vergaß":

Bei einer Frau klingelt das Telefon. Sie geht ran. »Hallo, hier ist K. F. Hast du Zeit und Lust, heute Nachmittag einen Kaffee mit mir trinken zu gehen?«

»Klar«, sagt die Frau. »Prima«, fährt K. F. fort. »Wir gehen in den Coffeeshop, den ich so gern mag, und nicht in den, wo du immer rumhängst. Du nimmst einen Espresso statt dieser ewigen cholesterinhaltigen Latte-Dingsbums, die du so gern trinkst. Dazu gibt's für dich genauso einen Blaubeermuffin wie für mich und nicht das labbrige Süßzeug, das ich dich sonst immer essen sehe. Wir suchen uns ein ruhiges Eckchen, ich möchte im Gegensatz zu dir nämlich lieber im Lokal sitzen als auf der Straße. Und dann diskutieren wir über Politik und auf gar keinen Fall über diesen ganzen spirituellen Hokuspokus, den du pausenlos von dir gibst. Ach ja, und wir bleiben genau sechzig Minuten, also keine fünfzig oder siebzig, sondern exakt eine Stunde, weil ich das nämlich so will.«

»Hm«, macht die Frau, die ein ziemlich schnelles Köpfchen hat. »Da fällt mir grad ein: Ich muss am Nachmittag zum Zahnarzt. Sorry, K. F., aber heute geht's nicht.«

Würden Sie gern mit einer Person zum Kaffeetrinken gehen, die das Lokal bestimmt, Ihnen sagt, was Sie zu bestellen haben, wo Sie sitzen und worüber gesprochen wird? Mit Sicherheit nicht. Und falls Sie es nicht schon gemerkt haben: »K. F.« steht für Kontrollfreak. Und nun übertragen Sie das mal bitte auf die Meditation. »Geist, hör jetzt mal zu. Ab sofort wird meditiert. Du wirst den Atem beobachten, weil ich es so will, und nicht hierhin und dorthin springen, wie du gerade lustig bist. Du richtest die Aufmerksamkeit auf deine Nasenspitze, weil ich es so will, und nicht auf die Straße. Und dann sitzt du genau sechzig Minuten lang da. Hörst du! Keine Minute weniger oder mehr.«

Wenn auch Sie zu den Kontrollfreaks gehören, die ihren Geist behandeln wie einen Sklaven, dürfen Sie sich nicht wundern, wenn er ständig auf der Flucht vor Ihnen ist. Sinnlose Erinnerungen wird er hervorkramen, vollkommen unrealistische Pläne schmieden, sich die irrsten Fantasien zusammenspinnen oder Sie einschlafen lassen – alles nur, um Ihnen zu entkommen. Deshalb können Sie nicht ruhig dasitzen und meditieren.

Erneut klingelt bei der Frau das Telefon. Auch diesmal geht sie ran. »Hallo, hier ist G. A. Hast du Zeit und Lust, am Nachmittag mit mir einen Kaffee trinken zu gehen? Welches Lokal schlägst du vor? Worauf hast du Appetit? Du kannst sagen, wo du am liebsten sitzen möchtest, wir sprechen über die Themen, die dich umtreiben, und bleiben, solange du möchtest.« »Eigentlich müsste ich heute Nachmittag zum Zahnarzt«, entgegnet die Frau. »Aber weißt du was?

Das verschieb ich und geh stattdessen lieber mit dir einen Kaffee trinken.« Die beiden treffen sich und machen es sich so nett miteinander, dass sie viel länger bleiben als gedacht.

Und »G. A.« steht natürlich für gütige Achtsamkeit. Was halten Sie davon, so zu meditieren, als wäre Ihr Geist einer Ihrer besten Freunde? »Hey, Kumpel! Hättest du jetzt Lust auf eine Runde Meditation? Was willst du sehen? Wie willst du sitzen? Und du sagst mir auch, wie lange, ja?« Wenn Sie Ihren Geist mit gütiger Achtsamkeit behandeln, wird er nicht mehr hierhin und dorthin rennen. Denn dann ist er gern bei Ihnen. Ihr hängt zusammen rum, entspannt euch – und das viel länger, als Sie je gedacht hätten.

4.4 Übungen

Schließe Deine Augen, dann hast Du Deine Aufmerksamkeit mehr nach innen gerichtet, das ist für den Einstieg leichter.

Atme ein paar mal tief ein und aus, um erst einmal bei Dir anzukommen und um Dich zu entspannen.

Geh mit Deiner Aufmerksamkeit auf Deine Nasenspitze und beobachte Deinen Atem, wie er an der Nasenspitze ein und ausfließt, mehr gibt es nicht zu tun. Nur Deinen Atem beobachten. Falls Gedanken in Dir aufkommen, lass sie einfach da sein und vorbei ziehen und geh mit Deinem Fokus zurück zu Deinem Atem. Es ist möglich dass Du immer wieder abschweifst und die Aufmerksamkeit auf Deine Gedanken geht, aber sobald Du das bemerkst, gehst du ganz einfach zu Deinem Atem zurück.

Bleibe ganz bei Deinem Atem. Deine Gedanken sind wie Wolken am Himmel, welche vorbeiziehen. Diese Gedanken dürfen kommen und gehen und Du schenkst Ihnen keine Beachtung, das ist ganz normal.

Meditieren ist ganz einfach. Es gibt weiter nichts zu tun, das Einzige was zu tun ist, ist damit anzufangen und dabei zu bleiben.

Hier nun eine weitere Auswahl an Meditationsübungen. Mit der Zeit wirst Du Deine Lieblingsübung herausfinden. Auch die Übungen zur Achtsamkeit, Atemübungen,... dienen der inneren Einkehr, der Meditation. So kannst Du hier ebenfalls eine der vergangenen Vorschläge wieder aufnehmen, wenn sie Dir gut getan haben.

ౘ ಆ

Eine Meditation zum Tagesbeginn

Erkenne sofort wenn Du aufwachst, wie Du anfängst über dies oder das nachzudenken. Sei aufmerksam und beobachte wie der Geist und Dein

Denken mit dem Aufwachen aktiv werden. Finde diesen Moment und halte inne. Lass vom Denken ab und lausche statt dessen zum Beispiel den Geräuschen. Denke noch nicht an das was Du gleich machen musst. Dafür ist noch genug Zeit. Bleib ganz still liegen und höre für einen Moment nur auf die Geräusche um Dich herum. Nicht nachdenken, nur zuhören. Inne halten. Mit etwas Übung wirst Du Deine Gedanken immer länger zurückhalten können. Du wirst aufmerksamer für den Moment werden und friedlicher in den Tag starten können.

Eine Meditation zur Änderung der Gedanken

Du bist wütend geworden, hast jemanden beleidigt, verurteilt und mit Deiner Reaktion verletzt? Du hast Dich in einer Situation daneben benommen, überreagiert? Hast Dich hinreißen lassen und für einen Moment warst Du Dir Deiner Handlung nicht bewusst? Du warst wütend auf Deine Kollegen, Deinen Chef, Deinen Partner. Hast Dich nicht im Zaum halten können und los gebrüllt. Natürlich wäre es sinnvoll gewesen, wenn Du Dir dessen sofort bewusst gewesen wärst. Aber nun ist passiert und Du hast die Gelegenheit, die ganze Situation im Geist Revue passieren zu lassen.

Die Situation hat sich beruhigt und Du kannst sie jetzt mit Abstand betrachten. Du kannst Dir die Situation anschauen und etwas Bewusstsein hinein bringen. Jammern und Schuldgefühle sind jetzt zwecklos. Es ist bereits geschehen.

Mache eine kleine Meditationsübung daraus. Wenn die Emotionen vorüber sind und sich die Situation beruhigt hat, dann setze Dich in Ruhe hin, meditiere. Schließe die Augen und werde ruhig. Hab Geduld, lass es ruhig angehen. Denke nicht an irgendein Ziel. Sitze einfach still, lass die Geräusche durch Dich durch gehen. Lass die Luft Deine Haut berühren, atme entspannt. Wenn alles ruhig ist, dann schau Dir die Situation noch einmal an. Wahrscheinlich werden die gleichen Gefühle wieder kommen, lass sie einfach da sein ohne die Situation zu beurteilen. Fühle, aber bewerte nicht. Bleib neutral. Wenn sich diese Gefühle gelegt haben, dann stell Dir die Situation, in der Du deiner Meinung nach hättest anderes reagieren sollen, noch mal an. Blicke zurück.

Vielleicht hättest Du liebevoller sein wollen, aber Du warst es nicht. Stell Dir vor, wie Du die Situation liebevoll angegangen wärst. Was hättest Du lieber getan? Was wäre Dein wirklicher Wunsch gewesen?

Vielleicht hast Du einfach nur überreagiert und das wolltest Du gar nicht. Aber die Situation hat Dich so eingenommen, Du hast einfach unbewusst reagiert hast und nun fühlst Du Dich schlecht. Das ist übrigens gar nicht so unüblich. Wir sind alle eher liebevolle Wesen, statt voller Wut und Hass. Das wir uns schlecht fühlen liegt daran, dass wir von Natur aus friedlich sind und uns von unserem Ego haben hinreißen lassen. Wir mussten unser Image oder unsere Persönlichkeit verteidigen. Wer sind wir denn, dass wir uns das gefallen lassen? Solche Gedanken sind typisch für ein Ego, dass glaubt eine Persönlichkeit zu besitzen. In Wirklichkeit sind wir alle gleich, aber jeder sieht man sich in einer anderen Position und meint sie vertreten zu müssen. Das gehört zum System dieser Gesellschaft und ist weder als gut oder schlecht zu beurteilen. Es ist so wie es ist. Jedoch fühlt man sich besser, wenn man innerlich im Frieden damit ist und eine neutrale, statt bewertende Einstellung dazu hat.

Aber zurück zur Situation. Es geht also nicht darum, Dein Image zu verteidigen. Du kannst Dich natürlich bei der Person entschuldigen, aber nicht um Dein Image zu vertreten. "Eigentlich bin ich ein netter Mensch, aber wegen dir habe ich überreagiert, Entschuldigung". Das ist eine Entschuldigung zu Gunsten der eigenen Situation. Man möchte sich nur dafür entschuldigen, um selbst wieder gut dazustehen. Um in einem guten Licht zu stehen. Das ist immer noch das Ego.

Es geht mehr darum, in Zukunft mehr Bewusstsein in eine Situation zu bringen. Mehr bei sich zu bleiben und sich nicht in den Dingen zu verlieren. Zuerst hat man etwas getan und danach wird es Dir erst bewusst. Es muss erst etwas Zeit vergehen. Nun kannst Du in Gedanken zurück gehen und die Situation geistig verändern. Einfach nur, damit man selbst wieder Frieden gefunden hat. Das kann man üben! Geh Gedanklich zurück und handle so, wie es sich für dich gut anfühlt. Nicht um es dem anderen zu zeigen. Lass Dich von deinen Emotionen nicht hinreißen! Spiel es im Kopf durch und achte auf Deine Emotionen. Wenn Du eine passende gedankliche Situation gefunden hast in der es für beide gut ist, wirst du Dich ruhig und friedlich fühlen.

Beim nächsten Mal wirst Du dann etwas tun und es wird Dir schneller bewusst werden. Du wirst die Kontrolle nicht mehr so schnell verlieren. Warum? Weil Du es geübt hast. Du hast es in Gedanken geübt und Deinen Geist (=Software) in eine bestimmt Richtung gelenkt. Du hast nicht willkürlich alles geschehen lassen. Du bist bei Dir geblieben, hast für ein paar Sekunden innegehalten und Deine Reaktion kommen gespürt. Aber Du hast nicht sofort reagiert.

Beim nächsten Mal wird eine Situation kommen und Du wirst Dir der aufkommenden Emotionen bewusst und evt. wirst Du innehalten. Das wars! Von da an hast Du ein Licht in Dir entzündet. Immer wenn Du in Situation kommst, wo Du bisher unbewusst gehandelt hast, wirst Du von nun an einen Funken Bewusstsein haben. Es ist eine Achtsamkeitsübung. Es macht Dich fähig, bewusster zu werden. Eines Tages wirst Du Dich dabei ertappen wie Du wütend wirst, wie sich Dein Ego verletzt fühlt. Und irgendwann wirst Du lachen. Du wirst darüber lachen, wie solche winzigen Situationen Dich überhaupt zu so einem kindischen Verhalten bewegen konnten. Du ertappst Dich selbst auf frischer Tat.

Wenn du dich dann wirklich bei einer Person entschuldigen möchtest, dann sei authentisch. Sag was in dir vorgegangen ist und das du dich nicht im Griff hattest. Das du dich schwach fühlst, wenn solche Situation kommen und das du einfach die Beherrschung verlierst. Du möchtest das nicht und es tut dir Leid. Es war nicht in deinem Sinne verletzend zu sein. Du warst unbewusst und bist an deine Grenzen gekommen. Sei dankbar das die Grenze dir gezeigt wurde und sei dankbar, dass du sie nun ändern kannst. Ohne den anderen wäre das nicht möglich!

Damit sprichst du auf einer anderen Ebene. Dein Gegenüber ist auch nur ein Mensch mit Grenzen. Und ganz sicher wird er in deinen Worten sich selbst finden. Somit wird auf beiden Seiten Mitgefühl entstehen und man spricht über etwas, was mit der eigentlichen Situation gar nichts mehr zu tun hat. Die Situation war nur der Weg in die Tiefe des eigenen Bewusstsein. Dort findet man sich selbst und dort darf jeder er selbst sein. Hier findet wahre Kommunikation statt.

Sieh das ganze als Übung an. Es ist ein Achtsamkeitstraining. Hab Geduld und mach es vor allem nicht um ein guter Mensch sein zu wollen. Das ist immer noch ein Image. Du bist bereits ein guter Mensch. Es sind die Ansichten und Einstellungen die uns daran hindern authentisch zu sein. Bleib dir selbst neutral gegenüber und verurteile dich nicht. Lerne an den Situationen und übe dich in Achtsamkeit. Damit steigerst du dein Bewusstsein und dein Mitgefühl.

ʚ ɞ

<u>Meditation für die Sinne</u>

Du siehst durch Deine Augen hindurch. Nicht Deine Augen sehen. Du siehst durch sie hindurch. Du hörst durch Deine Ohren. Nicht Deine Ohren hören. Du hörst durch sie hindurch.

Wenn Du jemanden berührst, dann benutzt Du Deine Hand. Aber hinter der Hand ist jemand verborgen - Du! Wenn Du Deine Hand auf jemanden legst und dabei gedanklich woanders bist, dann berührst du den anderen nicht wirklich. In Deiner Berührung ist keine Energie. Eine leblose Hand liegt auf dem anderen. Sensible Menschen spüren so etwas. Sei immer ganz bei der Sache. Halte den Fokus auf dem, was du gerade tust, ohne in Gedanken abzuschweifen.

Höre Musik und vergiss nicht die Bewusstheit die hinter dem Ohr die Musik hört - Du! Schau auf etwas und werde Dir bewusst, dass etwas durch Deine Augen schaut - Du! Verweile immer mehr in dem Erkennenden. Schau nicht einfach nur mit Deinen Augen; schau durch sie hindurch. Höre nicht nur mit

Deinen Ohren; Lausche was du durch Deine Ohren hörst! Übe es immer wieder.

Meditation: Dein Leben als Film

Betrachte ein paar Tage lang Deine Welt als einen Film. Stell Dir vor, alle spielen nur eine Rolle, alle sind Schauspieler. Jeder so gut wie er kann. Nimm nicht alles so ernst. Wenn Du unglücklich und gestresst bist, nimmst Du es zu ernst. Glück kommt, wenn Du in der Einstellung verwurzelt bist, dass die Welt ein Spiel ist. Eine Einstellung die Dich glücklich macht, ist die richtige. Nimm dies immer als Kriterium!

Bekannte Meditationen des Yoga:

Trataka:
Kerzen starren aus ca. 1 m Entfernung. Erst auf die Kerze schauen, dann die Augen schließen und Nachbild beobachten. ca. 1-5 Mal wiederholen. Reinigt die Augen und entwickelt die Sehkraft. Beseitigt Müdigkeit, entwickelt die Konzentration und öffnet das dritte Auge (Trikuti; Ajna Chakra)

Mantra-Meditation:
Mantra bedeutet „Werkzeug des Geistes" und sind eintönige Silben oder Worte, die immer wiederholt werden, um den Geist zur Ruhe zu bringen. Mantra gibt es in jeder Kultur und Tradition. Wähle eines, das für Dich stimmig ist, z.B. „Ich bin ganz ruhig". Oder auch: „Ich atme ein – ich atme aus"...

Bildmeditation:
Setze Dich vor ein Bild Deiner Wahl und nimm es ganz in Dich auf. Für mich sind Landschaftsbilder besonders geeignet. Versuche jedes Detail wahrzunehmen und zu erkennen, so dass irgendwann das Bild auch vor Deinem inneren Auge erscheint. Nimm die Farben in Dich auf. Spüre die Gefühle und Gedanken, die beim betrachten in Dir aufsteigen und lasse sie dann weiterziehen. Wenn ein Gedanke kommt, der Dich ablenken möchte, nimm ihn an und lasse auch ihn dann weiterziehen. (Beispiel: „Was koche ich heute...") Wende Dich immer wieder ganz bewusst dem ausgesuchten Bild zu.

Praktiziere dies, wenn möglich mindestens fünf Minuten.

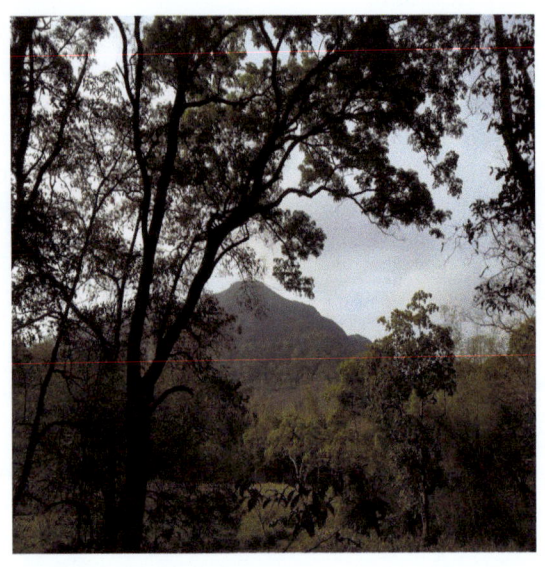

Mandalameditation:

Wie bei der Bildmeditation werden nun Mandalas, kreisförmige Gemälde oder Bilder betrachtet. Auch hier geht es darum, dieses zu betrachten, Details aufzunehmen. Gedanken die kommen anzusehen und weiter ziehen zu lassen. Alles darf sein. Mit fortgeschrittener Übung kommt auch hier die Gedankenstille, das Ziel jeder Meditation. Hieraus entsteht die innere Ruhe und somit die Möglichkeiten auf stressige Situationen von außen draufzuschauen, diese anzunehmen, sich aber nicht mehr von Ihnen in ein Drama verwickeln lassen.

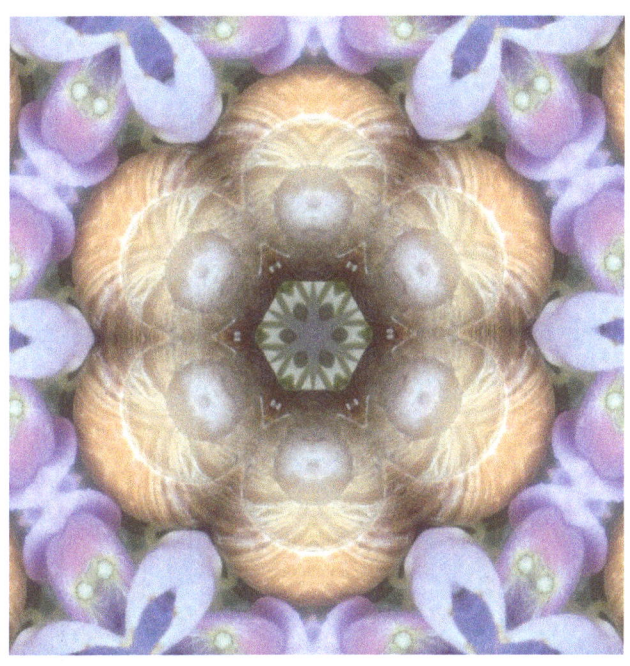

Achtsamkeitsmeditation:
Achte gut auf diesen Tag,
denn er ist das Leben - das Leben allen Lebens.
In seinem kurzen Ablauf liegt alle
Wirklichkeit und Wahrheit des Daseins,
die Wonne des Wachsens, die Herrlichkeit der Kraft.
Denn das Gestern ist nichts als ein Traum
und das Morgen nur eine Vision.
Das Heute jedoch - recht gelebt -
macht jedes Gestern zu einem Traum voller Glück
und das Morgen zu einer Vision voller Hoffnung.
Darum achte gut auf diesen Tag.
(aus dem Sanskrit)

Auch wenn dieses Thema bereits bei Dharana der Konzentration kurz angeführt wurde, hier nun noch ein wenig mehr dazu, da Achtsamkeit eine wesentliche Richtung der Meditationspraxis ist. Sie ist auch bekannt als Vipassana oder Einsichts-Meditation. In der Übung von Achtsamkeit macht man anfangs Gebrauch von einer einsgerichteten Aufmerksamkeit, um Ruhe und Beständigkeit zu kultivieren, doch anschließend geht man darüber hinaus, indem man die Objekte der Beobachtung erweitert, sowie ein Element des Erforschens einbringt. Wenn Gedanken oder Gefühle entstehen, ignoriert man sie nicht, noch unterdrückt man sie, noch analysiert oder beurteilt man ihren Inhalt. Stattdessen betrachtet man sie, absichtlich und so gut man kann, ohne sie zu bewerten, wie sie von Moment zu Moment als Ereignisse im Feld des Gewahrseins entstehen.

Ironischerweise führt diese umfassende Wahrnehmung der Gedanken, die im Geist entstehen und vergehen, dazu, dass man sich weniger in ihnen verstrickt. Der Beobachter erhält einen tieferen Einblick in seine Reaktionsweisen auf das Alltägliche und auf Schwierigkeiten. Indem die Gedanken und Gefühle aus einem gewissen Abstand heraus betrachtet werden, kann klarer erkannt werden, was tatsächlich im Geist abläuft. Es wird gesehen, wie ein Gedanke nach dem anderen entsteht und vergeht. Man kann den Inhalt der Gedanken benennen, die Gefühle, die mit ihnen verbunden sind und dann auch die Reaktionen auf diese Gefühle. Vielleicht wird man sich so der Absichten, Verhaftungen, Vorlieben, Abneigungen und Unstimmigkeiten bewusst, die sich in den eigenen Ideen verbergen. So können wir Einsichten gewinnen: was uns antreibt, wie wir die Welt sehen, was wir denken und wer wir sind – Einsichten somit in unsere Ängste und Wünsche.

Der Schlüssel der Achtsamkeitspraxis liegt nicht so sehr im Objekt unserer Aufmerksamkeit, sondern in der Qualität der Aufmerksamkeit, die wir jedem Moment entgegenbringen. Außerordentlich wichtig ist, dass die Aufmerksamkeit einem stillen Zusehen, einem unparteiischen Beobachten gleicht, das nicht bewertet oder die inneren Erfahrungen ständig kommentiert. Ein reines, urteilsfreies Wahrnehmen der Moment-zu-Moment-Erfahrung hilft uns zu sehen, was in unserem Geist geschieht, ohne dies zu verändern oder zu zensieren, ohne es zu intellektualisieren oder uns in unaufhörlichem Denken zu verlieren. Erfahrungen so klar wie möglich sehen und annehmen. Dieses untersuchende, differenzierende Beobachten von allem, das in diesem Augenblick entsteht, ist das Merkmal von Achtsamkeit, und eben darin unterscheidet sie sich von den meisten anderen Meditationsformen. Das Ziel von Achtsamkeit ist es, mehr gewahr zu sein, mehr mit dem Leben verbunden zu sein, mehr damit verbunden zu sein, was immer auch gerade in unserem Körper und Geist geschieht – mit dem, das ist, jetzt, im gegenwärtigen Augenblick. Sollten wir einen plagenden Gedanken oder ein Gefühl oder einen wahren körperlichen Schmerz empfinden, so widerstehen wir in jedem Moment der Versuchung, uns dieser unangenehmen Erfahrung zu entziehen. Stattdessen versuchen wir, sie so klar wie möglich zu sehen und anzunehmen, eben weil sie bereits in diesem Augenblick gegenwärtig ist.

Annehmen heißt selbstverständlich nicht Passivität oder Resignation. Im Gegenteil, wenn wir den Moment voll und ganz so annehmen wie er ist, öffnen wir uns den Erfahrungen des Lebens umfassender und werden fähiger, jeder Situation, die sich präsentiert, angemessen zu begegnen. Akzeptanz bietet einen Weg an, durch die Höhen und Tiefen des Lebens zu navigieren – das, was Zorba, der Grieche, „die totale Katastrophe" nannte – mit Würde, Humor und vielleicht mit einem Verständnis für die größeren Zusammenhänge; etwas, das für mich Weisheit bedeutet.

Folgendes Bild kann vielleicht Achtsamkeit veranschaulichen: Vergleichen wir den Geist mit der Oberfläche eines Sees oder Meeres. Auf ihr gibt es immer Wellen, manchmal große, manchmal kleine. Viele Leute denken, dass das Ziel der Meditation darin bestünde, die Wellen zu verhindern, so dass die Oberfläche flach, friedlich und ruhig wird. Doch dies ist eine irreführende Vorstellung. Viel besser wird der wahre Geist der Achtsamkeitspraxis von folgendem Bild illustriert, welches ich in einer Yoga-Fachzeitschrift gesehen habe: Es zeigt einen etwa siebzigjährigen Yogi, Swami Satchidananda, wie er, mit weißem Rauschebart und wehenden Roben, auf einem Surfbrett stehend in Hawaii auf einer Welle reitet. Die Überschrift lautete:

„Du kannst die Wellen nicht stoppen, aber Du kannst lernen, sie zu reiten."

Genau dieses Zitat passt auch wieder zu unserem Thema. **Wir können den Stress in unserem Leben nicht vermeiden, aber wir können lernen, besser damit umzugehen.**

<u>Wie können wir also Achtsamkeit praktizieren?</u>

Achtsam sein bedeutet, innere und äußere Vorgänge mit ungeteilter, entspannter Aufmerksamkeit zu beobachten und "das ganze Bild" aufnehmen. Dabei basiert Achtsamkeit auf den folgenden vier Voraussetzungen:

• Über-Bewusstheit: Wir verlieren uns nicht in einer Tätigkeit, sondern sind uns bewusst, dass wir etwas Bestimmtes tun

• Nicht abgelenkt sein: Unsere Wahrnehmung wird nicht beeinträchtigt durch Grübeleien, Zukunftssorgen, Gefühle oder andere Störungen

• Neutralität: Wir beurteilen oder bewerten nicht das Wahrgenommene, auch wenn uns etwas bereits bekannt vorkommt und wir gerne auf Vorurteile oder Erfahrungen zurückgreifen möchten. Wir registrieren die Geschehnisse, ohne Gedanken oder Gefühle einzuklinken

• Perspektivenwechsel: Wir sind uns bewusst, dass unsere Sichtweise falsch, beschränkt oder einengend sein kann, weil Dinge aus unterschiedlichen Perspektiven betrachtet werden können

Achtsamkeit ist mehr als nur Konzentration: Konzentration heißt, sich auf einen Gedanken oder ein Objekt zu fokussieren, sie wird z.B. gebraucht beim Lösen von Rechenaufgaben. Achtsamkeit dagegen brauchen wir bei neuen oder kreativen Aufgaben, wenn wir also nicht auf Bekanntes beziehen können.

Achtsam sind wir nicht, wenn wir mehrere Dinge gleichzeitig oder automatisiert erledigen, wenn eingeschliffene Gewohnheiten uns steuern oder wir Lösungswege nur aus einer Quelle beziehen. Die Möglichkeit von Veränderung wird dabei ausgeblendet. "Immer wenn wir glauben, etwas schon zu wissen, sind wir nicht mehr präsent. Und wenn es wichtig wäre, präsent gewesen zu sein, leiden wir unter den Folgen", meint die Sozialpsychologin Ellen Langer.

Achtsamkeit ist auch das zentrale Thema im Zen, entwickelt im 6. Jahrhundert in China. Zen heißt, im Augenblick zu leben, ohne ihn zu beurteilen, den Geist zu beruhigen, konzentriert zu handeln, nichts erreichen zu wollen und unabhängig von allem zu sein.

Was können wir tun, um Achtsamkeit zu lernen? Achtsamkeit lässt sich am besten erreichen, wenn man von vornherein vermeidet, unachtsam zu sein. Um Unachtsamkeit zu vermeiden, müssen wir uns klar machen, dass die Wahrheit jeder Information von ihrem Zusammenhang abhängt. Wenn wir also etwas wahrnehmen, sollte uns bewusst sein, dass es sich nie um eine absolute Tatsache oder „Wahrheit" handelt. Um achtsam zu bleiben, müssen wir einen gesunden Respekt vor Unsicherheit kultivieren. Um einer Sache achtsam zu begegnen, sollten wir aktiv und bewusst nach Unterschieden suchen. Das tun wir nicht, sobald wir glauben, ein Ding, einen Ort oder einen Menschen bereits in- und auswendig zu kennen. Die Erwartungen von etwas Neuem dagegen hält uns wachsam und achtsam.

(Quelle: u.a. Psychologie heute 7/04)

ೞ ೞ

Achtsamkeit wird in zwei Weisen gelehrt, die beide notwendig sind, um sie in unser Leben zu integrieren. Die erste ist die formelle Meditation, in der spezifische Methoden angewendet werden, die uns dabei helfen, über eine ausgedehnte Zeitspanne hinweg wach und achtsam im Augenblick zu bleiben.

"Unser wahres Zuhause ist der gegenwärtige Augenblick. Wenn wir wirklich im gegenwärtigen Augenblick leben, verschwinden unsere Sorgen und Nöte und wir entdecken das Leben mit all seinen Wundern."
Thich Nhat Hanh

Der andere Bereich ist die formlose Praxis. In ihr geht es darum, uns einfach daran zu erinnern, während der alltäglichen Aktivitäten gegenwärtig zu sein und von Zeit zu Zeit „nachzuschauen", ob wir in der Tat achtsam sind. Letztendlich muss man sich Achtsamkeit am besten als eine Art des „Seins" vorstellen und weniger als eine Technik. Grundsätzlich ist es eine Frage, ob und zu welchem Grade wir willens sind, wach bei der Entfaltung unseres Lebens dabei zu sein. Diese Form lässt sich am besten wieder mit folgender Geschichte aus dem Zen verdeutlichen:

Einst fragte ein Vinaya-Lehrer einen Zen-Meister: "Wie übst Du Zen in Deinem täglichen Leben?" Der Meister antwortete: "Wenn ich hungrig bin, esse ich. Wenn ich satt bin, spüle ich meine Essschale. Wenn ich müde bin, schlafe ich."

Der Lehrer erwiderte: "Das tut jeder. Übt also jeder Zen wie Du?" Der Zenmeister erklärte: "Nein, nicht in gleicher Weise." Der Lehrer fragte: "Warum nicht in gleicher Weise?" Der Meister lächelte: "Wenn andere essen, wagen sie nicht zu essen. Ihr Denken ist angefüllt mit unendlich vielen Überlegungen. Darum sage ich: nicht in gleicher Weise."

Als Anker für die Achtsamkeit dient uns der Atem. Er führt uns immer wieder hin zum gegenwärtigen Moment. Auch viele der bereits vorgestellten Techniken führen letztendlich dazu mehr Achtsamkeit in den Alltag zu bringen.

4.5 Urlaub in mir

Eine andere Möglichkeit zu meditieren ist der Einsatz von Fantasiereisen. Unser Objekt ist hierbei die Geschichte, auf der wir unsere Aufmerksamkeit lenken.

Jeder Mensch hat einen bevorzugten Wahrnehmungskanal. Man unterscheidet zwischen auditiv (hören) - visuell (sehen) und kinestätisch (fühlen). Bei Entspannungsgeschichten, sollten deshalb so viele Kanäle wie möglich angesprochen werden, um jedem Menschen den richtigen "Kanal" zu bieten. Dies ist vergleichbar mit einem Radio. Ist der Sender nicht richtig eingestellt, hat man schlechten oder gar keinen Empfang.

Hier nun ein Beispiel (Wenn es Dir möglich ist, lasse Dir diese Reise von jemand vorlesen oder nimm sie auf): Zur Vorbereitung für alle Reisen richte Dich (wenn möglich) in Rückenlage gut ein, schließe die Augen und ziehe die Sinne von außen ab (Dharana).

Nimm wahr, dass Du auf dem Boden liegst und spüre, wo Dein Körper Kontakt zur Unterlage hat und wo nicht. Spüre nach innen. Was zeigt sich hier gerade? Wie fließt Dein Atem? Ruhig und gleichmäßig? Lasse Dich von Deinem Atem immer tiefer in die Entspannung hineintragen... Und dann stelle Dir folgendes vor:

Winterspaziergang

Es ist Winter. Über Nacht ist Schnee gefallen und als Du am Morgen aus dem Fenster siehst ist alles von einer leichten weißen Schneeschicht bedeckt. Am strahlend blauen Himmel zeigt sich die Wintersonne. Sie möchte Dich zu einem Spaziergang an der frischen, klaren Luft einladen...

Du hüllst Dich in kuschelig warme Kleidung und läufst los. Vorbei an den schneebedeckten Bäumen zum winterlichen Wasserfall am Rande des Waldes. Eine feierliche Stille liegt in der Luft und Du genießt die Ruhe um Dich herum.

Bald schon hörst Du das Rauschen des Wasserfalls. Je näher Du kommst, desto deutlicher ist er zu hören. Noch übertönen ihn die Töne der winterlichen Vögel. Ihr lieblicher Gesang ist wohltuend für Deine Stimmung.

Dein Körper fühlt sich durch Deine gemütliche Kleidung warm und entspannt an. An der Stirn fühlst Du ein frisches, kühles Lüftchen.

Du kannst bereits den Bach sehen, der vom Wasserfall herabströmt. Noch wenige Schritte und dann stehst Du vor dem beeindruckenden Ziel deines Spazierganges.

Du öffnest Deine Arme, so als wolltest Du die ganze Welt umarmen und atmest tief die frische klare Luft ein, die von dem Wasserfall ionisiert ist. Dein Brustraum fühlt sich nun wunderbar leicht und frei an.

Das Fließen und strömen des Wassers versorgt Dich mit neuer Lebensenergie. Die Stärke und Kraft des Wassers ist auch deutlich in Dir zu spüren. Hindernisse werden umspült, ohne sich ihnen zu widersetzen. Auch Dein Leben ist wie dieser Bach. Manchmal fließt es schneller, manchmal langsamer aber nirgends kannst Du es aufhalten. Wenn Du wie das Wasser im Fluss bleibst, hast auch Du mehr Energie und Freude.

Du verweilst noch einige Zeit ganz im Fluss mit Dir und Deinem Leben.

ೞ ೞ

Dann beginnst Du langsam, ganz langsam Deinen Heimweg...

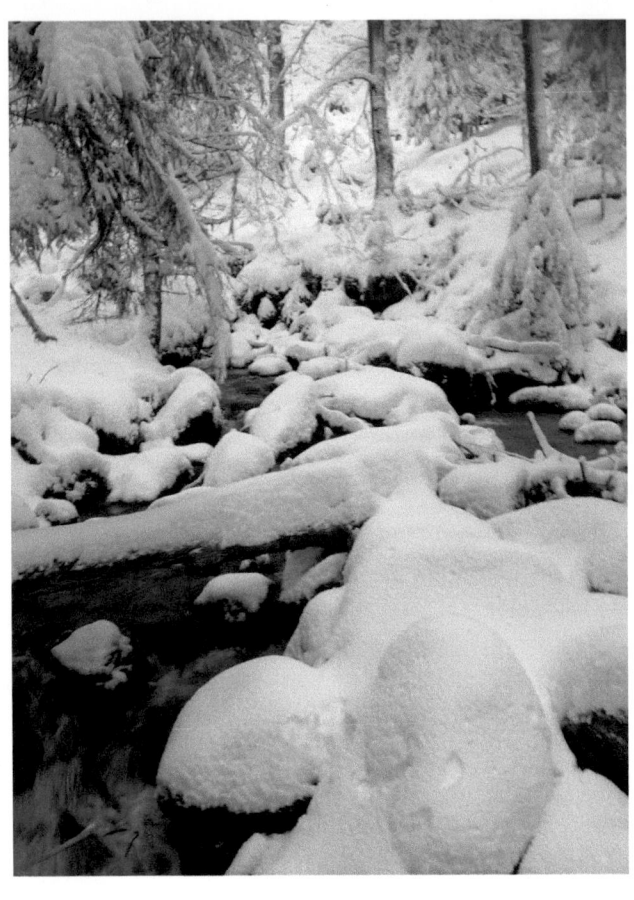

~

(Nach der Reise ist die so genannte Rückholung wichtig, die ich im folgenden beschreibe:)

Langsam, ganz langsam kehre wieder mit den Gedanken zurück hierher. Beginne Dich zu recken und zu strecken, zu gähnen um Deinen Kreislauf wieder vollständig zu aktivieren. Vielleicht magst Du Pumpbewegungen mit den Armen durchführen und mit den Beinen Fahrrad fahren.

Dann drehe Dich auf Deine rechte Körperseite und verweile hier noch ein paar Minuten, bevor Du wieder voller innerer Ruhe in Deinen Alltag zurückkehrst.

~

Mir persönlich fällt es sehr schwer, einfach NICHTS zu tun, die Gedankenstille und somit gelassene Innenschau zu erreichen. Mantras haben mir hier sehr geholfen, aber auch eine weitere nicht sehr oft angebotene Form der Meditation:

Die „Meditation in Bewegung" hier kann ein so genanntes „Flow-Erlebnis entstehen, welches ich nun näher ausführen möchte.

Flow
Der Begriff Flow stammt von Mihaly Csikszentmihalyi, der damit das Gefühl des völligen Aufgehens in einer Tätigkeit zu beschreiben. Wenn wir im Flow sind, sind unser Fühlen, unser Wollen und unser Denken in diesen Augenblicken in Übereinstimmung. Während wir der Tätigkeit nachgehen, spielen für uns weder die Zeit, noch wir selbst eine Rolle und das Handeln geht mühelos vonstatten. Viele Tätigkeiten können Flow erzeugen. Bei einer genaueren Analyse fand Csikszentmihalyi folgende Bestandteile, die Flow erzeugenden Aktivitäten gemeinsam sind (nicht alle

Bestandteile müssen gleichzeitig vorhanden sein): Wir sind der Aktivität gewachsen, wir spüren eine Herausforderung, es braucht entsprechende Fähigkeiten, die Herausforderung und die Fähigkeit passen zusammen.

Wir sind fähig, uns auf unser Tun zu konzentrieren. Wir konzentrieren uns vollständig, sind nicht abgelenkt, lassen uns nicht ablenken. Wir hinterfragen die Aktivität nicht. Gleichzeitig (oder auch: dadurch) sind die Sorgen des Alltags aus dem Bewusstsein verdrängt. Die Aktivität hat deutliche Ziele. Wir wissen, was wir tun müssen, um das Ziel zu erreichen. Die Aktivität hat unmittelbare Rückmeldung. Wir wissen oder erfahren, wann wir etwas richtig oder falsch gemacht haben. Wir haben das Gefühl von Kontrolle über unsere Aktivität. Dabei ist es nicht wichtig, ob wir tatsächlich die Kontrolle haben - unser Gefühl für die Kontrolle ist entscheidend.

Unsere Sorgen um uns selbst verschwinden.

Die Bewusstheit von sich selbst geht verloren. Manchmal erlebt man die Ausweitung des Selbst über die Körpergrenzen hinweg. Es ist keine Zeit zur Selbsterforschung – wir sind einfach. Unser Gefühl für Zeitabläufe ist verändert. Wir haben das Gefühl, dass die Zeit schneller vergeht.

Diese Bestandteile gelten für alles im Leben: für die Arbeit, das Hobby, die Sportaktivitäten, unsere

Partnerschaft oder den Freundeskreis. Für dauerhafte Zufriedenheit spielen Wachstum bzw. Weiterentwicklung eine wesentliche Rolle. Eine Mahlzeit mag hervorragend schmecken - wenn wir sie immer wieder essen, verliert sie ihren Reiz. Unsere Arbeit mag uns gefallen - wenn sie tagaus tagein immer gleich bleibt, wird sie langweilig. Unser Partner mag uns faszinieren - wenn wir uns nicht gemeinsam weiterentwickeln, kommt es wahrscheinlich zur Krise.

Wenn wir unsere Aufmerksamkeit mit etwas beschäftigen oder gleichsetzen, werden wir Glück empfinden, solange wir darin vertieft sind. Dieses Glücksgefühl kommt von unserem eigenen Selbst, wenn es auf etwas konzentriert ist, in dem wir aufgehen. Es ist seine eigene Widerspiegelung des Glücks, nicht etwa ein vorhandenes Glück in der Sache selbst, mit der es sich beschäftigt. Es ist so lange glücklich wie es ganz eins mit dieser Sache ist, von ihr in Anspruch genommen, mit ihr identifiziert. (Kirpal Singh)

Um dies nun auf Yoga & Pilates zu übertragen, drücke ich es wie folgt aus: „Parinamavada - alles ist im Wandel". Der kontinuierliche Strom der Veränderungen und vorübergehender Erscheinungen prägt unsere gesamte Existenz. Wir wissen nie, was im Leben geschehen wird. Yoga ist die Erkenntnis dieser unausweichlichen Tatsache. Indem wir lernen, durch unser Üben zu fließen, lernen wir auch, uns mit Kraft, Vertrauen und Hingabe diesem Fluss des

Wandels hinzugeben. So wie wir die Dinge heute sehen, haben wir sie vielleicht gestern nicht gesehen und empfunden. Unsere Situation, unsere Beziehung zu den Dingen haben sich verändert. Die Art, wie wir eine Yoga oder Pilates Haltung gestern empfunden haben, wird nicht die Art sein, wie wir es heute empfinden, oder wie wir es in den kommenden Jahren unseres Lebens empfinden werden. Dies bedeutet: Wir befinden uns während des Übens in einem kontinuierlichen Strom der Veränderung. Atem, Bewegung, Körper, Geist, Oben und Unten, Innen und Außen sind verbunden. Wenn wir jeden Atemzug, jeden Übergang und jede Haltung bewusst wahrnehmen, kultivieren wir Präsenz, Gelassenheit und Offenheit und sind bereit für alles, was geschehen wird, ohne dabei etwas bestimmtes zu erwarten. Dies ist Meditation in Bewegung.

In den vorangegangenen Kapiteln habe ich bereits mehrere Übungssequenzen vorgestellt, die in dieser Form des Übens zur Meditation in Bewegung zu einem „Flow"-Erlebnis führen können. Ich selbst verwende dazu gerne ruhige Musik, um dieses Erlebnis noch zu verstärken und tiefer werden zu lassen. Diese Art des Übens verschafft uns die Möglichkeit auf mehrere Arten gleichzeitig aus dem Stresszyklus zu finden.

Wie Du siehst ist Meditation vielfältig und einfach erlernbar. Es ist wie ein Haus mit vielen Türen. Jede(r) kann seinen persönlichen Eingang finden.

Neben den erwähnten gesundheitlichen Vorteilen ist es in erster Linie auch eine Form von Psychohygiene. So, wie wir uns täglich waschen, kämmen, die Zähne putzen, sollten wir auch für unseren Geist eine Möglichkeit wahrnehmen diesen zu reinigen. Dadurch lernen wir unsere Stressoren zu erkennen und zu agieren statt nur zu reagieren. Wir lernen auch in besonders stressigen Zeiten den Überblick zu behalten.

୭ ଓ

Zum Abschluss des Kapitels ein paar Tipps, um das Beste aus Deiner Meditation zu machen:

- Meditiere regelmäßig - möglichst jeden Tag.
- Probiere die verschiedenen Techniken aus, wähle eine aus, und bleibe dabei - wenigstens für einige Wochen oder Monate.
- Schaffe Dir eine ruhige Nische, wo Du ungestört meditieren kannst.
- Finde eine für Dich bequeme Sitzhaltung heraus - und sorge dafür, dass Du Deine Wirbelsäule sanft aufrichtest.
- Fange damit an, dass Du Dir kurz vergegenwärtigst, warum Du meditierst.
- Atme einige Male tief durch, bevor Du beginnst, und entspanne Deinen Körper bewusst bei der Ausatmung.

- Lasse alle Erwartungen darüber fahren, was Du beim Meditieren erreichen oder erfahren sollst, und akzeptiere Dich genau so, wie Du bist.
- Sei geduldig, und gehe sanft mit Dir selbst um.
- Übertrage die Eigenschaften Deines Geistes und Deines Herzens, die Du in der Meditation entwickelst, mehr und mehr auf alle Bereiche Deines Lebens.

Quelle: Stephan Bodian: Meditation für Dummies. Für ein entspannteres und bewussteres Leben.

ಸಿ ಅ

So haben wir nun gelernt auf verschiedene Arten auf den Stresszyklus einzuwirken, um einen Weg heraus zu finden. Bewusste Impulse zu setzen, um wieder zu Ruhe und Balance zu finden. Gleichzeitig gab es Tipps, was man ganzheitlich für sich tun kann. Denn mit einer guten gesundheitlichen Verfassung sind wir auf jeden Fall resistenter gegen Stress und weniger anfällig für Krankheiten. Oberste Priorität sollte es sein, Dir immer wieder Zeit für Dich zu nehmen. Nicht nur in den Phasen, in denen es besonders „heiß" hergeht. Deine Resourcen zu stärken, ist die beste Stressprävention überhaupt. Und darum wird es nun hierfür im letzten Kapitel noch Vorschläge geben. Denn besser als jede Möglichkeit aus dem Stress herauszufinden, ist ihn gar nicht erst entstehen zu lassen!

5. Stressprävention um Stress zu vermeiden

Zum Abschluss nun noch einige Hinweise zur Stressprävention. Damit dieser erst gar nicht aufkommt, können Dir folgende Tipps hilfreich sein:

5.1 Zeitmanagement ist Stressprävention

- Setze Prioritäten in Beruf, Familie und Freizeit.

- Nimm Dir täglich Zeit für die Tagesplanung (10-15 Minuten).

- Definieren Deine wichtigsten Ziele und bestimme die zu erledigenden Aufgaben. Führe eine schriftliche Planung durch! Verplane dabei nur 2/3 des Tages um Pufferzeiten zu haben und mache regelmäßige Pausen (ca. 5 Min. pro Stunde).

5.2 Vermeide und minimiere Stressoren

Identifiziere Deine Stress auslösenden Situationen, Deine Stressoren. (Siehe Kapitel 1) Überlege, ob Du nicht einigen dieser Belastungssituationen aus dem

Weg gehen kannst. Wenn dies nicht möglich ist, so versuche doch wenigstens:
<u>Die Stressoren zu minimieren</u>

Der beste Weg zu einem stressfreien Leben ist, Stress so wenig wie möglich aufkommen zu lassen. Bestehende Stressoren (Stressauslöser, Stressfaktoren) im Berufs- und Privatleben sollten wir dagegen soweit es geht verringern, zum Beispiel indem wir:

- uns fortbilden: Sofern der Stress durch Anforderungen entsteht, denen wir uns fachlich nicht gewachsen fühlen, können wir durch eine Fortbildung die eigenen Kompetenzen erweitern, uns weiter qualifizieren, und den Stresslevel durch Überforderungsgefühle senken.

- Arbeitsstrukturen besser organisieren: Lassen sich Aufgaben vielleicht anders verteilen? Lassen sich Arbeitsabläufe verbessern/ändern?

- sich selbst besser organisieren:Lege fest, wo Deine Prioritäten im Privaten und im Beruf liegen. Plane Deine Zeitabläufe realistisch. Versuche nicht, alles allein zu machen, sondern gib Aufgaben auch mal an andere ab.

- Unsere sozialen Fähigkeiten ausbauen: Wir dürfen auch mal nein sagen. Lerne, Grenzen zu setzen, klärende Gespräche zu führen, anderen zuzuhören, …

- uns helfen lassen: Immer bleibt die ganze Arbeit an Dir hängen? Fordere beim Chef Unterstützung ein. Frage Kollegen, ob sie Dir unter die Arme greifen können.

5.3 Allgemeine Stressmanagement und Stressbewältigung betreiben

Wie lässt sich Stress am besten bewältigen? Wie sollte man sich in stressigen Phasen am besten verhalten? Für ein gesundes Stressmanagement ist es wichtig, sich immer wieder mit den Dingen, die den Stress verursachen, näher auseinanderzusetzen und die individuellen Symptome der Stressreaktion bei sich gut zu kennen. So können wir frühzeitig reagieren und gegensteuern. Es gilt, die inneren und äußeren Ursachen zu analysieren. Entsteht der Stress tatsächlich nur durch äußere Anforderungen? Sind persönliche Stressverstärker mit im Spiel? Ziel ist es, die richtige Balance zwischen den Anforderungen und dem Raum für Entspannung zu finden, in welchem man Abstand von den Anforderungen gewinnen kann.

Dabei gilt: Was dem einen dabei hilft, Stress gut zu bewältigen, muss für den anderen nicht automatisch auch der beste Weg sein. Da die Ursachen von Stress auch immer mit der ganz persönlichen Lebenssituation und -geschichte zu tun haben, ist auch der persönlich beste Weg zum Stressmanagement immer sehr individuell. Prinzipiell kann man drei Punkte im Stressmanagement angehen, um die persönliche Stresskompetenz zu verbessern:

- die Stressoren bzw. Stressauslöser

- die persönliche Stressverarbeitung (mentale Ebene)

- die Stressreaktion (körperliche Ebene)

Eine gesunde Stressbewältigung lässt sich lernen.

5.4 Persönliche Stressverarbeitung verbessern

Eine wichtige Rolle bei der Stressverarbeitung spielen die persönlichen Stressverstärker. Denn wie sehr eine Situation stresst, hängt wie schon erwähnt, zu großen Teilen auch von subjektiven Einstellungen, persönlichen Zielen und Ansprüchen an einen selbst ab. Auch wenn es nicht immer leicht fällt, sollte man sich im Rahmen der Stressbewältigung regelmäßig selbst kritisch hinterfragen und mögliche Stressverstärker identifizieren.

Eingefahrene Denkmuster sind jedoch nicht leicht zu durchbrechen. Oftmals lassen sich Stressverstärker daher nicht von heute auf morgen abschalten. Vielmehr handelt es sich hier um einen Prozess der Zeit braucht. Sobald man sich jedoch einmal der Stressverstärker bewusst geworden ist, fällt es nach und nach leichter, Situationen anders zu bewerten – und fragt sich vielleicht plötzlich, weshalb man sich vorher eigentlich so aufgeregt hat. Die eigene Stressbewältigung zu verändern, ist ein Prozess, der Zeit braucht.

5.5 Die körperliche Stressreaktion runter fahren – auf Entspannung achten

Gelingt es, die körperliche Stressreaktion zu mildern, setzt in der Regel auch Entspannung auf psychischer Ebene ein. Die verschiedenen Ebenen der Stressreaktion sind eng miteinander verflochten. Aus diesem Grund ist es sinnvoll, zum Ausgleich für stressige Phasen auch immer darauf zu achten, dass man Wege findet, sich zu entspannen.

Stress und Entspannung sollten sich in der Balance befinden, damit man genügend Zeit findet, sich zu erholen und neue Kraft zu tanken.

5.6 Nimm Dir Zeit für Dich!

Eine Geschichte über das Glück

Ein Geschäftsmann kam zum Meister und wollte von ihm wissen, was das Geheimnis eines erfolgreichen Lebens sei. Sagte der Meister: "Mach jeden Tag einen Menschen glücklich!" Und er fügte nach einer Weile hinzu: "... selbst wenn dieser Mensch du selbst bist." Und noch ein wenig später sagte er: "Vor allem, wenn dieser Mensch du selbst bist."

Anregungen:

- Erlerne eine Entspannungstechnik (z.B.Yoga, autogenes Training oder progressive Muskelentspannung) und wende diese regelmäßig an. Anfangs solltest Du solche Entspannungstechniken am besten täglich praktizieren. Bei regelmäßiger Übung haben diese schnell eine positive Wirkung und Stress kommt gar nicht so schnell auf bzw. lässt sich schneller wieder abbauen.

- Bewege Dich regelmäßig. Da die körperliche Stressreaktion darauf ausgerichtet ist, den Körper zu aktivieren und ihn auf Bewegung vorzubereiten, ist es hilfreich, wenn man tatsächlich körperlich aktiv wird.

- Ernähre Dich gesund und abwechslungsreich. Wer unter großem Stress steht, vernachlässigt häufig seine Ernährung, sodass zu den eigentlichen Stresswirkungen auch noch die ungünstigen Effekte einer einseitigen, unregelmäßigen Ernährung hinzukommen. Daher solltest Du gerade in stressigen Zeiten versuchen, Deine Ernährung zu beachten und nicht zu vernachlässigen.

- Pflege soziale Kontakte. Vor lauter beruflichem Stress vergisst man manchmal, dass es auch noch ein Privatleben gibt. Häufig leiden soziale Kontakte darunter. Versuche, Kontakte zu Freunden und Familie nicht einschlafen zu lassen. Soziale Kontakte sind in puncto Erholung ein wichtiger Faktor.

- Hobbys und Freizeitaktivitäten kommen bei vielen Dauergestressten viel zu kurz oder werden ganz aufgegeben, weil man das Gefühl hat, keine Zeit mehr dafür zu haben. Dabei helfen solche außerberuflichen Aktivitäten, die einem Spaß machen und die man nur für sich selbst macht, die innere Balance zu halten. Überlege Dir einmal, was Du gerne machst. Wobei empfindest Du Spaß? Was gibt Dir Zufriedenheit? Versuche, hin und wieder kleine Pausen vom Alltag in Dein Leben einzubauen.

- Schlafe genug. Im Schlaf regenerieren sich Körper und Geist und sammeln Kräfte für den nächsten Tag. Zu wenig Schlaf kann daher zusätzlich stressen.

- Wer permanent im Stress ist, dem fällt es häufig schwer, sich über Alltagsdinge oder Erlebnisse zu freuen bzw. positive Dinge auch als positiv wahrzunehmen. Oft bleiben einem dann nur die negativen Dinge des Tages in Erinnerung. Werde daher wieder achtsamer für die positiven Dinge, die um Dich herum geschehen und lerne, wieder zu genießen.

- Gönne Dir etwas, z. B. eine Massage. Vielleicht magst Du auch jemand bitten, dass er Dich massiert. Oder nutze den Vorschlag vom zweiten Kapitel für die Klopfmassage, die Du Dir selbst geben kannst.

- Nimm ein Bad. Mache es Dir dabei so gemütlich wie möglich. Kerzenschein, ein Tee, vielleicht sogar ein Buch dazu?

- Verabrede Dich täglich mit Dir selbst. Plane wenigstens 10 Minuten ein, in denen Du Dir etwas Gutes tust.

- Analysiere was Dich Kraft kostet und was Du tun kannst um Dich zu stärken.

- Suche Dir das Positive aus den Nachrichten.

- "Entschleunige" dein Leben, mach bewusst langsam.

- Versuche regelmäßig zu meditieren. Anleitungen und Vorschläge hierzu findest Du im Kapitel: Gelassene Innenschau. Fange mit 30 Sekunden täglich an. (z. B. mit der "STOPP"-Meditiation)

- Richte Deinen Blick auf das Positive, selbst in dem chinesischen Yin/Yang Symbol ist im schwarzen Bereich ein weißer Punkt.

- Versuche, mindestens eine Stunde lang Deine Umgebung aus der Perspektive eines Kindes zu sehen. Sei neugierig. Hinterfrage alles.

- Gib dem Kind in Dir Raum. Lauf barfuß durchs Gras, pflücke Blumen, erfreue Dich an dem Schmetterling, der umherfliegt...

- Lies ein Buch aus Deiner Kindheit.

- Nimm Dir Zeit Deine Mahlzeiten zu genießen. Nimm bewusst wahr, was Du isst.

- Lebe im Augenblick!

- Sei Dir der Fülle des Lebens bewusst und erfreue Dich daran.

- Lerne einen wirklich guten Witz und erzähle diesen weiter. Es tut gut, andere zum Lachen zu bringen.

- Mach einen langen Spaziergang. Egal, wie das Wetter ist. Spüre die Natur und spüre Dich selber.

- Überrasche einen Menschen, der Dir viel bedeutet – sei es jemand aus der Familie oder wer auch immer.

- Schalte wenn möglich für einen Tag Dein Handy aus. Auch kein Radio, kein Fernseher, kein Computer – keine Informationsflut von außen. Nur einen Tag lang.

- Singe laut zu Deinem Lieblingssong

- Ziehe Dich für eine Viertelstunde an einen Ort zurück, an dem es vollkommen still ist Genieße diese Stille, höre auf Deinen Atem.

- Setze Dich an einen Platz, an dem viele Menschen sind, z. B. in der Fußgängerzone in der Stadt. Nimm Dir Zeit und beobachte die Menschen.

- Faulenze einen Tag, tue einfach nichts.

- Gestalte die Wohnung nach Herzenslust neu um, und wenn es nur das Umstellen der Möbel ist.

- Stehe einmal früh auf und beobachte den Sonnenaufgang.

- Such das Gespräch mit einem alten Menschen. Lass ihn von früher erzählen. Hör einfach zu.

- Pflanze einen Baum. Such den Baum immer wieder auf. Er wird Dich lange begleiten – wahrscheinlich Dein Leben lang.

- Schneide Bilder aus Zeitungen und Zeitschriften aus: Wenn ein Bild positive Gefühle in Dir weckt. Sammle es in einer Mappe oder in einem Karton.

- Bewege Dich mindestens eine halbe Stunde lang bewusst langsam. Gehe langsam, greif langsam – auch wenn es anfangs ungewohnt ist.

- Melde Dich zu einem Kurs an einem Weiterbildungsinstitut an. Lerne etwas Neues, das Dir Spaß macht.

- Entschuldige Dich bei jemandem, der nicht damit rechnet. Natürlich sollte es einen Grund für die Entschuldigung geben.

- Notiere auf einem Blatt alles, was Dir Spaß und Freude bereitet.

- Schreibe einen Brief an einen lieben Menschen.

- Lerne ein Gedicht auswendig, das Dir besonders gefällt, oder schreibe selbst eines.

- Gehe im Wald oder auf einer Wiese barfuß spazieren. Spüre die Erde, die Natur unter Deinen Füßen.

- Nimm einen Stift und ein Blatt Papier zur Hand. Schreib alles auf, was Dich zurzeit belastet. Dann nimm das Blatt und verbrennen es.

- Gönne Dir ein feines Essen oder etwas anderes. Es sollte etwas Besonderes sein. Etwas, was Du Dir sonst nie gönnst.

- Bewege Dich mindestens eine halbe Stunde lag mit geschlossenen Augen in Deiner Wohnung.

- Umarme einen bekannten lieben Menschen, der nicht damit rechnet. Einfach so!

- Organisiere mit Freunden einen Spieleabend oder ein gemeinsames Kochen mit einem anschließenden gemütlichen Zusammensitzen.

- Mach etwas, was Du Dich bisher nie getraut hast.

- Lies eine Geschichte, die Dich inspiriert, so wie die folgende:

Die Glücksbohnen – eine Geschichte zum Nachahmen

Es war einmal ein Bauer, der steckte jeden Morgen eine Handvoll Bohnen in seine linke Hosentasche. Immer, wenn er während des Tages etwas Schönes erlebt hatte, wenn ihm etwas Freude bereitet oder er einen Glücksmoment empfunden hatte, nahm er eine Bohne aus der linken Hosentasche und gab sie in die rechte.

Am Anfang kam das nicht so oft vor. Aber von Tag zu Tag wurden es mehr Bohnen, die von der linken in die rechte Hosentasche wanderten. Der Duft der frischen Morgenluft, der Gesang der Amsel auf dem Dachfirst, das Lachen seiner Kinder, das nette Gespräch mit einem Nachbarn – immer wanderte eine Bohne von der linken in die rechte Tasche.

Bevor er am Abend zu Bett ging, zählte er die Bohnen in seiner rechten Hosentasche. Und bei jeder Bohne konnte er sich an das positive Erlebnis erinnern. Zufrieden und glücklich schlief er ein – auch wenn er nur eine Bohne in seiner rechten Hosentasche hatte.

5.7 Vielseitig bleiben

Wichtig ist, dass es zwar kurzfristig hilfreich ist, wenn Dein Weg zum Stressabbau darin besteht, berufliche oder private Anforderungen zu verringern. Es besteht jedoch die Gefahr, dass Du Dich ausschließlich auf diese Problemlösungen konzentrierst und dabei neuen Stress für Dich schaffst. Deshalb solltest Du auch die anderen Ebenen in Dein Stressmanagement einbeziehen, also etwa Wege zur Entspannung finden. Andersherum ist es auf Dauer genauso wenig hilfreich, sich ausschließlich auf Entspannungs-übungen und Sport als Anti-Stress-Strategie zu beschränken, ohne sich mit den eigentlichen Ursachen des Stresses zu beschäftigen. (Zu den Entspannungsmethoden blättere gerne noch einmal zurück.)

Für ein effektives Stressmanagement ist es wichtig, sich mit allen Ebenen der Stressentwicklung zu beschäftigen sowie mit Wegen, diese mit geeigneten Strategien zu verändern. Grundsätzlich gilt: Je glücklicher und zufriedener ein Mensch ist, desto weniger ist er anfällig für Stress.

5.8 Ressourcen stärken

- <u>Verantwortung übernehmen für das eigene Handeln</u>

Menschen, die für Erfolge oder Misserfolge immer andere oder die Umstände verantwortlich machen, sind auf Dauer weniger belastbar, weil sie nicht das Gefühl haben, die Dinge in der Hand zu haben.

- <u>Soziale Kontakte pflegen</u>

Studien haben gezeigt, dass Menschen – ganz gleich ob Kinder oder Erwachsene – besser mit belastenden Situationen umgehen können, wenn andere Menschen sie unterstützen und für sie da sind. Umgekehrt geht der Mensch stärker durchs Leben, wenn er anderen Hilfe und Freund ist.

- <u>Entspannen, bewegen, gut essen</u>

Die wenigsten Menschen in unseren Breitengraden, das heißt den nördlicheren Ländern in

Europa, sind in dieser Hinsicht Naturtalente. Doch ein entspannter Körper ist die Grundvoraussetzung dafür, dass ein Mensch gut mit Stress und Belastung umgehen kann. Und da man Neues nicht unter Stress lernt, sollte man sich wenn möglich bereits in ruhigen Zeiten verschiedene Möglichkeiten für einen Ausgleich schaffen.

- <u>Zwischendurch die Perspektive wechseln</u>

In turbulenten Zeiten sollte man sich vor Augen führen, dass Krisenzeiten vorübergehen und man bereits in der Vergangenheit schwierige Situationen gut gemeistert hat. Krisen und Belastungen gehören zum Leben dazu und wir sind glücklicherweise alle so „gebaut", damit auch umgehen zu können.

5.9 Familien-/Privatleben / Freizeitausgleich

Kümmere Dich um Deine Familie und Deinen Freundeskreis! Um in Krisen auch selbst Beistand zu erhalten, ist es wichtig im Vorweg Deine Beziehungen zu pflegen. Sorge für Deinen persönlichen Freizeitausgleich und Hobbys. Lebe im Hier und Heute - nicht erst nach der Pensionierung. Es ist später als man denkt!

5.10 Einstellungsänderung

Überprüfe Deine inneren Einstellungen. Identifiziere unangemessene Stress erzeugende Lebensregeln. Versuche, Deine negativen Gedanken zu stoppen!

5.11 Stressbewältigung in der Situation

Hole Dir zur Stressbewältigung Unterstützung. Spreche mit Kollegen, Mitarbeitern und Vorgesetzten über die Arbeit, über Vorgaben und Ziele. Gib Rückmeldung über das, was gut läuft - und das, was zu verbessern ist. Friss den Stress und Probleme nicht in Dich hinein. Rede offen darüber, benenne bestehende Konfliktfelder!

5.12 Nein sagen

Wehre Dich gegen die Dinge, die Deinen Überzeugungen widersprechen. Sage nicht ja, wenn Du nein meinst.

5.13 Ja sagen

Wenn Du nichts verändern willst, sollst oder kannst, dann akzeptiere Deine Situation. Sage ja zu den Gegebenheiten und hebe die positiven Aspekte Deines Lebens hervor.

5.14 Stressabbau

Bewegung ist wichtig zum Stressabbau. Mache regelmäßig etwas aus den beschriebenen Übungsabfolgen zum Abbau und zur Vorbeugung von Stress.

5.15 Pausen zur Entspannung

Entspannung ist Stressabbau und Stressprävention zugleich. In diesem Buch wurden einige Entspannungsübungen vorgestellt. Vielleicht magst Du zusätzlich weitere lernen wie zum Beispiel Autogenes Training oder die progressive Muskelentspannung. Nimm Dir regelmäßig mindestens fünf Minuten zum Entspannen.

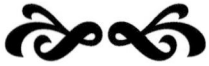

Mit diesen Empfehlungen und Hinweisen schließe ich nun und wünsche Dir ein entspanntes und stressfreies Leben! Ich wünsche Dir auch, dass Du die Ideen des Buches umsetzen kannst und somit mehr Leichtigkeit und Freude findest! Dir bewusst wirst, dass Du Stress nicht ausgeliefert bist. Stärke Deine Ressourcen. Lasse es nicht soweit kommen, dass Dich Stress krank macht. Lebe statt gelebt zu werden!

Namasté

5. Seitenangabe der Übungen:

„Rund um den Bauch", Seite 37ff

Klopfmassage, Seite 43ff

Spürübungen, Seite 47ff

Aufrichtung, Seite 49ff

Entspannte Schultern & Nacken, Seite 54ff

Inneres & äußeres Gleichgewicht, Seite 57ff

Zum spüren der eigenen Kraft, Seite 62ff

Anti-Stress—Übungen 66ff

Übungen um die Atemräume zu weiten, Seite 81ff

Atemübungen, Seite 84ff

Achtames genießen, Seite 114ff

Verschiedene Meditationen, Seite 146ff

Phantasiereise, Seite 166ff

Anregungen „Zeit für Dich", Seite 180ff

Literatur:

Der Elefant, der das Glück vergaß; Buddhistische
Geschichten, um Freude in jedem Moment zu finden
Ajahn Brahm, Lotos Verlag, ISBN: 3778782517

Soforthilfe bei Stress und Burn-out;
Horst Kraemer, Kösel-Verlag, ISBN: 3466309557

Mentales Stressmanagement. Yoga für den Verstand
- mit The Work von Byron Katie
Tanja Madsen, Junfermann
ISBN-13: 978-3873878631

Yoga bei Erschöpfung, Burnout und Depression
Nicole Plinz, Balance Buch und Medien Verlag
ISBN-13: 978-3867390484

Faszientraining mit Yin-Yoga: Nachhaltiger
Stressabbau.
Dirk Bennewitz, Lotos
ISBN-13: 978-3778782484

EFT - Emotionale Freiheit: Eine einfache
Selbstheilungstechnik; Ramona B. Wagner
Verlag: Silberschnur
ISBN-13: 978-3930243563

Linktipps:

http://www.stressregeneration.ch/
Hilfreiche Seite zur Stress-Reduktion

http://www.stressnostress.ch/
Stressabbau und Prävention am Arbeitsplatz

http://www.zeitblueten.com/
Eine hervorragende Seite zum Thema
Zeitmanagement und Stressmanagement

www.ute-frank.de
Die Homepageseite der Autorin

Danke

Dankbarkeit ist ein Schlüssel zum Erfolg. Sie verbessert sowohl die Beziehungen zu anderen Menschen, wie auch deren Einstellung und Motivation. Dankbarkeit verbannt negative Gedanken und reduziert zudem Stress. Lerne also, dankbarer zu werden, für die Dinge, die Du schon erreicht hast, für Freunde, für Deine Gesundheit.

Mein großes Dankeschön gilt wieder allen, die meinen Weg begleitet haben und letzendlich so ein Stück zu diesem Buch beigetragen haben. Meiner Familie, für ihr Verständnis und ihre Liebe.

Die Autorin

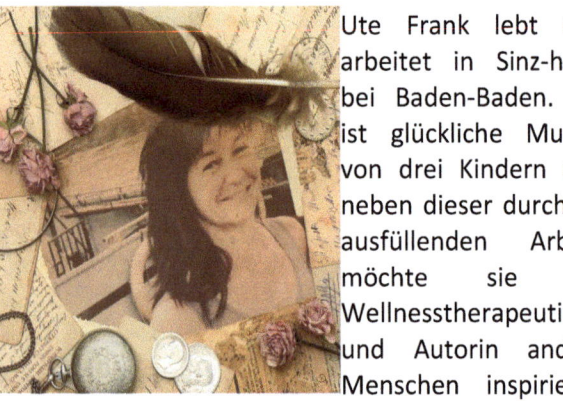

Ute Frank lebt und arbeitet in Sinz-heim bei Baden-Baden. Sie ist glückliche Mutter von drei Kindern und neben dieser durchaus ausfüllenden Arbeit, möchte sie als Wellnesstherapeutin und Autorin andere Menschen inspirieren deren inneres Licht zum leuchten zu bringen.

Weitere Bücher der Autorin:

Yoga – ein Pilgerweg zu mir, BoD 2014,
ISBN-Nr. 978-3738607147, TB, 372 Seiten

Inhalt:

Yoga - ein Pilgerweg zu mir „Auf dem Weg sein" – das ist ein Sinnbild des Pilgerns, aber auch des menschlichen Lebens. Im Pilgern wird eine uralte Sehnsucht des Menschen sichtbar: aufzubrechen, den gewohnten Alltag hinter sich zu lassen, sich in der Fremde auf Neues einzulassen, auf ein Ziel hinzugehen und reich an Erfahrungen heimzukehren. Die Menschen des Mittelalters verstanden die Pilgerschaft überwiegend als Buße. Heute bewegen die Pilger andere Fragen – wie zum Beispiel: Wie finde ich wieder zu mir selbst? Kann ich auch einfacher leben? Was ist der Sinn meines Lebens? Dieses Buch schlägt eine Pilgerschaft der anderen Art vor. Nach dem Beispiel der Autorin lässt sich die Antwort auf die Sinnsuche auch mit der uralten Tradition des Yoga finden. Um dadurch die Einheit von Körper, Geist und Seele zu erfahren. Auf dem Weg dorthin setzt man sich mit den eigenen Stärken und Schwächen auseinander. Durch die Philosophie des Yoga dann lernen, diese zu erkennen und anzunehmen. Dabei helfen inspirierende Geschichten, Zitate und wissenschaftliche Erkenntnisse das Buch lebendig zu halten. Wie jede

Form des pilgern so bietet hiermit auch dieses Buch eine „ganzheitlich-spirituelle Reise zu sich selbst".

Die Yogastadt – Yogageschichten für Kinder
Charlotte & Ute Frank, BoD 2014,
ISBN-Nr. 978-3734730030
Taschenbuch, 60 Seiten

Inhalt:
Die Yogastadt - Yoga Geschichten für Kinder Yoga für Kinder stärkt das Selbstbewusstsein und fördert die Kreativität. Es hilft durch spielerische Atemerziehung, Förderung einer besseren Körperhaltung und lässt Kinder die Erfahrung der Stille machen. In lustigen Geschichten verpackt, können diese die Konzentration verbessern und sogar Ängste überwinden lernen. Durch Fantasiereisen und kleine Massagen erleben Kinder Entspannung als Ausgleich zu ihrem oft aufregenden Alltag. Das Buch soll als Quelle der Inspiration für Kinder-Yogalehrer, Pädagogen und Mütter dienen. Den Kindern bis 11 Jahren wird es einfach Spaß und Freude beim üben machen!

Neu 2015

Erwecke die Heldin in Dir! Übungen für Selbstvertrauen und innere Stärke mit Yoga & Pilates
BoD 2015, Taschenbuch, 172 Seiten

Inhalt:

Erwecke die Heldin in Dir, läd Dich ein kraftvoll und selbstbewusst durch das Leben zu gehen. Lerne Dich durch Übungen aus Yoga und Pilates anzunehmen, Vertrauen in Dich zu finden und Deine innere Kraft zu spüren. Ein Übungsbuch, welches durch das gelebte Beispiel der Autorin mit vielen praktischen Vorschlägen daherkommt.

Gelassenen durch das Leben ziehen - die Wellness-Schnecke
BoD 2015, Taschenbuch, 180 Seiten

Inhalt:

Gelassen durch das Leben ziehen, lehrt uns am Beispiel der Schnecke Möglichkeiten zu einem geruhsameren und entschleunigten Leben zu finden. Wir lernen "in uns zuhause zu sein", Spuren zu hinterlassen und an unseren Zielen dranzubleiben.

Obwohl es sich um ein Übungsbuch handelt, wird es durch Weisheitsgeschichten, Übungen und Texte zu einer unterhaltsamen Lektüre.